出生缺陷临床图谱

Clinical Atlas of Birth Defects

主　编　周沫

主编助理　杨春艳　周骞

广东省出版集团

广东科技出版社

·广州·

图书在版编目（CIP）数据

出生缺陷临床图谱 / 周沫主编. —广州：广东科技出版社，
2009. 11

ISBN 978-7-5359-5122-9

Ⅰ. 出…　Ⅱ. 周…　Ⅲ. 小儿疾病—先天性畸形—图谱
Ⅳ. R726.2-64

中国版本图书馆 CIP 数据核字（2009）第 085743 号

责任编辑：李旻
装帧设计：刘媚
责任校对：C.S.H.
责任印制：罗华之
出版发行：广东科技出版社
　　　　　（广州市环市东路水荫路 11 号　邮码：510075）
E-mail：gdkjzbb@21cn.com
http：//www.gdstp.com.cn
经　　销：广东新华发行集团股份有限公司
印　　刷：广州市伟龙印刷制版有限公司
　　　　　（广州市沙太路银利工业大厦 1 栋　邮码：510507）
规　　格：889mm ×1194mm　1/16　印张 8.75　字数 200 千
版　　次：2009 年 11 月第 1 版
　　　　　2009 年 11 月第 1 次印刷
印　　数：1~3 000 册
定　　价：98.00 元

Preface

Dr. Zhou Mo invited me to write a preface for this atlas. It was my pleasure and honor to read this book before its publication. The altas is a rich collection of clinical photos, ranging from common congenital malformations to rare clinical entities.These were collected painstakingly by Dr. Zhou in her 30 years career as an obstetrician.Now her experience is put into a book, to be shared by other obstetricians. There are some limitations in the book as some of the cases collected many years ago did not have complete chromosome or genetic studies.However,this does not make the book less valuable as a reference in perinatal medicine.I hope this book will stimulate further researches in congenital malformations.

I like the two photos of a row of healthy babies in the last section of the book. The legends read "Let's go for a bath"and "We come back nice and clean", with a touch of humor. I feel that these babies are the main motivation behind a life time of hard work for an obstetrician. It is every obstetrician's hope that all babies can be healthy.

LEE chin- peng
July 2009
Queen Mary Hospital/ University of Hong Kong

Introduction

The past three decades have witnessed significant advancement in the field of fetal−maternal medicine around the world. But In China, fetal−maternal medicine developed from the later 80' of the last century. During 20 years, prenatal diagnosis is included ultrasonography, MRI and serum screening test. There are a lot of books focused on ultrasonography, serum screening test in China, but no one about fetus malformations atlas. And it is the aim of this book to fill the vacancy.

This atlas represents almost 30 years of study of fetuses and prenatal dead infants. It includes more than 400 illustrations in color, with a brief text of essential concepts and comments. Generous use of tables is made to replace more extensive text.

A catalog of genetic syndromes with updated references is available through Online Mendelian Inheritance in Man (OMIM) (http://3.ncbi.nih.gov/omim/). In general, OMIM does not provide specific testing sites but often discusses the potential for molecular testing and gives references that can be used to contact experts in the field.

It is our hope that this volume will be a useful reference for obstetricians engaged in fetal−maternal and reproductive medicine, geneticists, and pediatricians−neonatologists.

Zhou Mo
June 2009

前　言

出生缺陷是指人类出生就存在着的各种发育异常，包括结构、功能、代谢、遗传及行为等方面的所有异常。据统计出生缺陷的新生儿约占出生婴儿总数的 13%~20%，而其中有半数左右的婴儿能够存活下来，大量残疾儿童的存在会给家庭与社会带来沉重的负担。如何能及早识别和发现出生缺陷，尤其是在分娩前就能准确地诊断出缺陷所在，为及时采取相应措施提供科学依据，是产前诊断的基本内容。目前产前诊断已经从单纯的抽取羊水或脐血进行染色体分析层面，发展到包括产前咨询、产前教育、产科遗传学知识普及、血清学筛查、各式超声波检查等综合性预防体系。

不论是临床，还是教学或者普及宣传，产前诊断都非常需要鲜明生动的病例图谱配合，这样才能取得更好的效果。在世界范围内，已经出版的产前咨询、产科遗传学、血清学筛查、超声波检查、染色体分析等方面以文字叙述为主的书籍很多，但是直到今天，尚没有一本相对而言比较有系统性、病种丰富、图片真实且直观性强的专业性出生缺陷图谱出版，本书尝试填补这个知识空间。

本人在 30 年的产科临床工作和科学研究中，一直关注胎儿畸形学和母胎医学的发展，致力于产前诊断技术的提高和知识的普及，为此积累了大量的临床经验和千余张第一手临床图片资料，其中有些图片资料是极为难得和罕见的。本书是本人从事临床工作 30 年来的工作累积与总结，书中每张出生缺陷儿的照片均鲜明地反映了其特征，并结合简要的文字，能最大限度让读者直观了解到各种出生缺陷的含义，以供临床诊断参照借鉴。

特别需要指出一点，书中还列出一些目前产前诊断出生缺陷知识不能明确分类的畸形图片，深入研究这些图片的畸形类别，或许会对人类的遗传学、发育生物学添砖加瓦。作者相信并期待"出生缺陷"将会从人类遗传学的大分类中突显出来，而成为将来的重要学科。

由于我国广泛开展产前诊断工作的历史不长，各地工作水平程度不平衡，作者撰写本书又无前例可循，书中难免有不当之处，恳请同行指正。

特别申明：本书的图片仅供医学研究之用，不得用作其他用途。

周沫

2009 年 7 月于广州

致　谢

非常感谢广东省人民医院各级领导对我的培养和支持。

非常感谢香港玛丽医院李之朋高级顾问百忙之中为本书作序。

非常感谢香港玛丽医院潘定中高级顾问提供的帮助。

非常感谢杨春艳、周骞为本书付出的辛勤劳动。

非常感谢广东省人民医院妇产科李志刚、闻安民、杜娟、胡小平、韩风珍、李萍、江燕萍、冯锦铃、余月梅、冯庆敏等同事给予的帮助。

非常感谢广东科技出版社对本书顺利出版给予的大力支持。

目　录

一、脑与脊柱

1. 无脑畸形（anencephaly）

特征：以颅骨穹隆及其覆盖的皮肤全部或部分缺如，大脑半球及额叶缺如，脑干和小脑裸露，头顶平坦，可有脑组织存留，呈软的不规则的红色样组织被覆于表面。眼球明显突出，面容如"蛙样"，耳际低，耳廓卷曲成环状，突出而巨大的颊部、鼻子、嘴巴和舌头。腭部的穹顶常很高。其他畸形还包括颈部短，脊柱异常，胸部短，胸腺巨大，肺部发育不良，畸形的四肢，如畸形足。诊断：①B超诊断可提早至孕14w；②母血及羊水甲胎蛋白（AFP）明显高于正常，属于神经管畸形之一。

病例1：无脑儿，胎龄23⁺w，B超发现并诊断后引产，重440g，身长27cm，男性（图1-1~图1-5）。

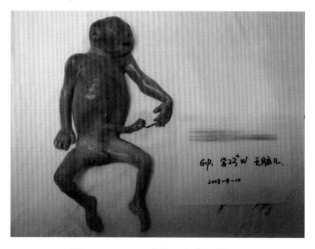

图1-1　23w无脑儿（全身正面观）

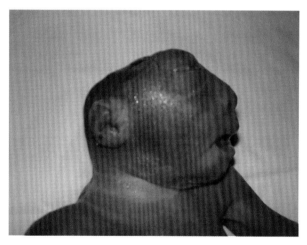

图1-2　无脑儿右侧面部像。头顶平坦

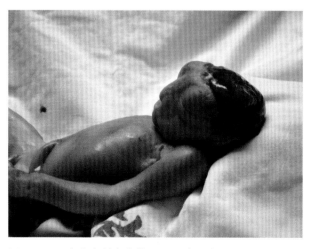

图1-3　无脑儿左侧半身像。可见头顶有脑组织存留，呈软的不规则红色样组织

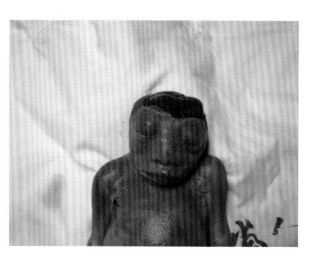

图1-4　无脑儿正面半身像。眼球明显突出

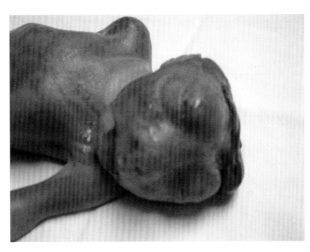

图1-5　无脑儿侧卧面部像。头顶平坦，眼球突出，面容如"蛙样"

病例2：胎龄26w，女性，体重390g，身长26cm，母亲35岁。产检B超提示：未见颅骨光环及明显脑组织结构（图1-6~图1-16）。

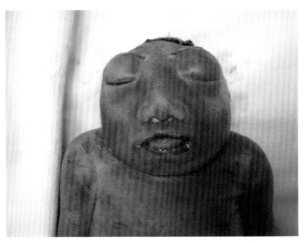

图1-6　26w无脑儿(半身正面观)。可见突出而巨大的颊部

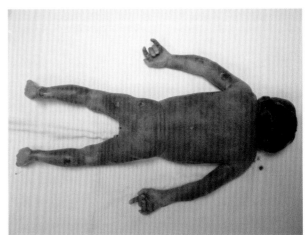

图1-7　无脑儿背面全身像

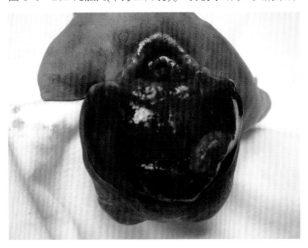

图1-8　无脑儿头顶部近照。见脑组织留存，呈软的不规则红色样组织

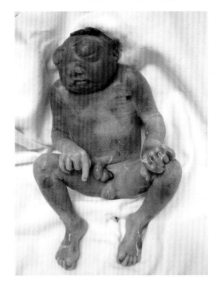

图1-9　无脑儿全身像。坐姿，眼球明显突出，面容如"蛙样"

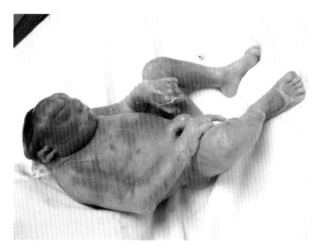

图1-10　无脑儿仰卧位照。注意头与身的比例

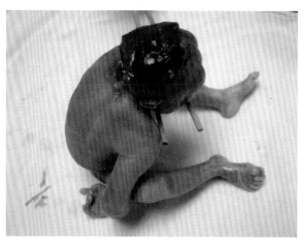

图1-11　无脑儿坐姿俯瞰照

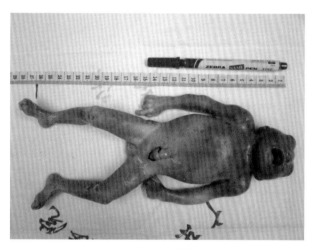

图1-12　无脑儿全身正面像。身长26cm

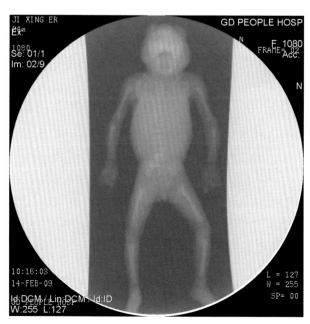

图1-13　无脑儿全身正位X光照

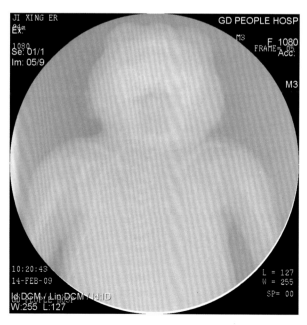

图1-14　无脑儿头部正位X光照

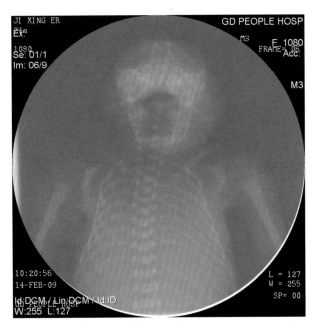 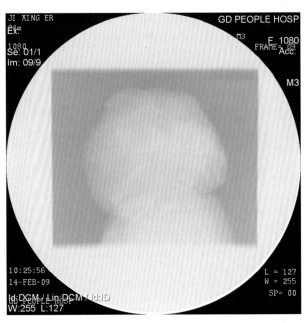

图 1-15　无脑儿上身背部 X 光照　　　　　　　图 1-16　无脑儿头部侧位 X 光照

2. 脊柱裂 (spina bifida)

特征：以脊髓和/或脊膜通过未完全闭合的脊柱而疝出或暴露于外为特征的先天性畸形。包括以下 3 种：

(1)脊膜膨出 (meningocele)：囊内只有脑脊液。

(2)脊膜脊髓膨出 (meningomyelocele)：囊内有脑脊液和脊髓等神经成分。

(3)脊髓外翻 (myeloschisis)：无囊肿，神经组织直接暴露于外。

病例 1：此为脊柱裂分类中的第一种——脊膜膨出 (meningocele)：可见胎儿背部脊柱部位有一个囊性物，囊内有脑脊液 (图 1-17)。

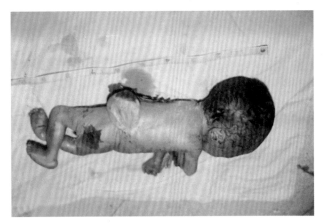

图 1-17　脊柱裂。脊膜膨出，囊内有脑脊液

病例 2：胎龄 38w，重 3 700g，顺产。此为脊柱裂分类中的第二种——脊膜脊髓膨出 (meningomyelocele)：特征为囊内有脑脊液和脊髓等神经成分。此病例位于骶尾部有一柑橙大小囊状物，质软，软中有实物，覆盖皮肤较薄、较软，中间还有一小息肉状物 (图 1-18~图 1-22)。

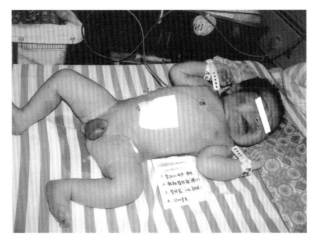

图 1-18　38w 脊柱裂（全身正面观）。脊膜脊髓膨出

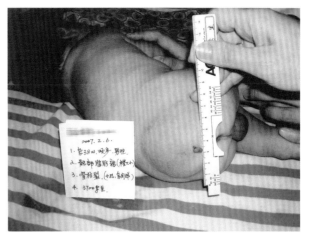

图 1-19　脊膜脊髓膨出，骶尾部囊肿（6cm×6cm 大小）

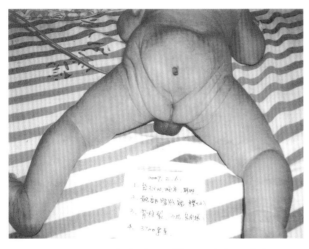

图 1-20　骶尾部囊肿（正面观），如橙子大小

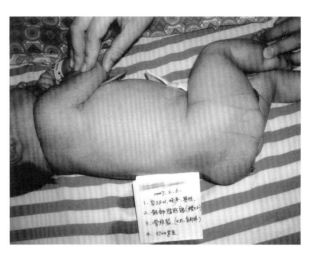

图 1-21　骶尾部囊肿（侧面观）

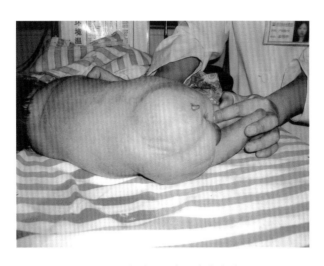

图 1-22　囊肿中间有一小息肉状物

病例3：此为脊柱裂分类中的第二种——巨大型骶尾部脊膜脊髓膨出（sacrococcygeal teratoma）。骶部巨大肿物，囊底部皮薄穿破，有液体流出，合并有肛门闭锁。也有称其为骶尾部畸胎瘤（图1-23~图1-26）。

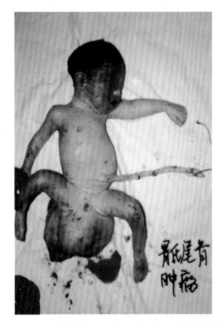

图1-23 脊柱裂（全身正面观）。脊膜脊髓膨出，骶部巨大囊肿

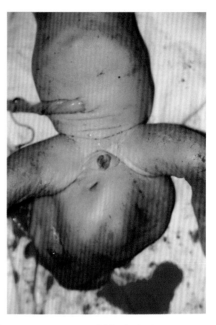

图1-24 骶部囊肿近照

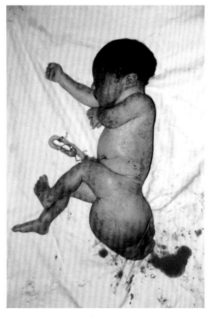

图1-25 骶部囊肿侧位像

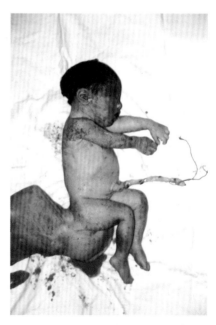

图1-26 骶部囊肿破裂后拉起周边囊膜像

病例4：此为脊柱裂分类中的第三种——脊髓外翻（myeloschisis）：特征为无囊肿，神经组织直接暴露于外。可见暴露于外的深红色肉芽面。

此病例另有先天性脑积水，在分娩时脑积水被穿破后才娩出（图1-27~图1-29）。

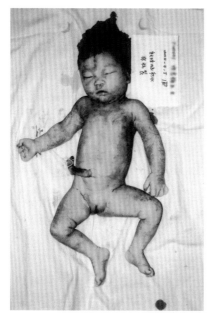

图1-27　足月胎龄脊柱裂（全身正面观）。脊髓外翻

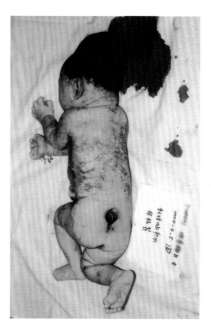

图1-28　脊髓外翻位于骶部（背面观）

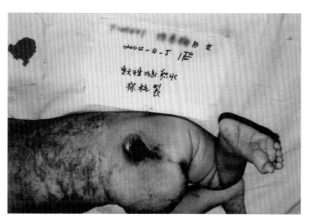

图1-29　脊髓外翻，神经组织直接暴露于外，可见深红色肉芽面

3. 无脑畸形合并脊柱裂（anencephaly with spinal rachischisis）

特征：在无脑畸形的基础上伴有脊柱裂。

病例：无脑儿并脊髓外翻。本例胎儿，胎龄38w并羊水过多，产妇未婚19岁，未进行任何产检，急诊分娩（图1-30~图1-36）。

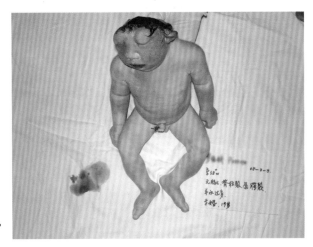

图 1-30　38w 无脑儿并脊柱裂（全身正面观）

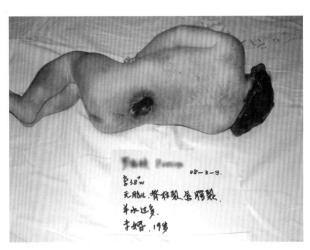

图 1-31　无脑儿并脊柱裂（背面观）。脊柱裂位于腰骶部

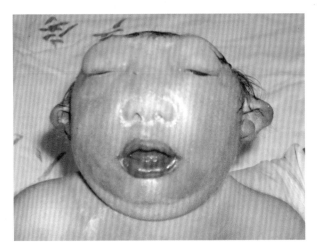

图 1-32　无脑儿并脊柱裂（正位面部像）

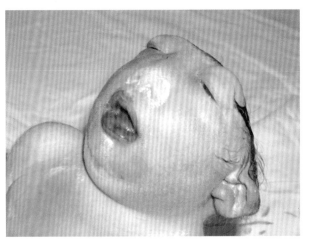

图 1-33　无脑儿并脊柱裂（左侧面部像）。头顶平坦，耳际低，耳廓卷曲呈环状

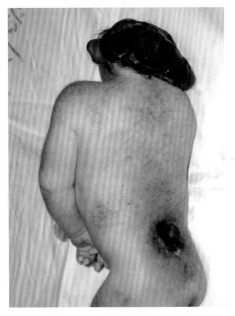

图 1-34　脊柱裂位于腰骶部

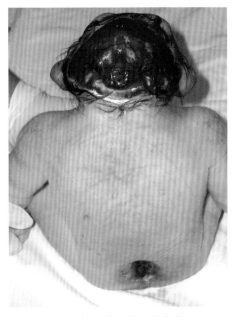

图 1-35　头顶脑组织存留

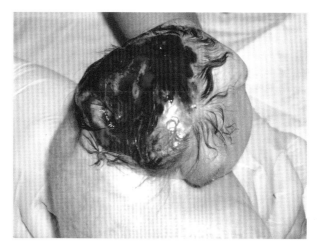

图 1-36 无脑儿并脊柱裂（头部后侧位观）。脑部存留软的不规则红色样组织

4. 脑膨出（encephlocele）– 脑膜膨出（mengingocele）

特征：脑膨出是以脑膜/脑通过颅骨裂膨出为特征的先天性畸形。脑膨出常发生在枕部，也可见于鼻根部、额部、顶部、颞部等。

根据膨出内容可分为：①脑膜膨出；②脑膜脑膨出。

病例：本病例胎龄 19w，为脑膜膨出。位于颅骨中线的枕部，有一个囊性物突出，此为脑膜膨出，内容是脑脊液。另胎儿腰骶部有一细小脊柱裂痕迹（图 1-37~图 1-43）。还另有其他畸形：单脐动脉，并有心脏畸形，室缺，主动脉骑跨，肺动脉狭窄（法洛四联征）。

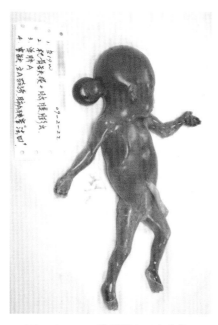

图 1-37 19w 脑膜膨出（全身像）

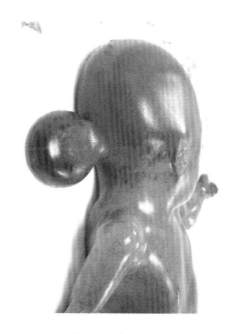

图 1-38 脑膜膨出。有一囊性物自枕部突出

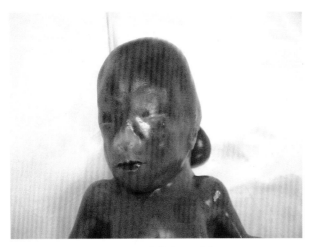

图 1-39　脑膜膨出（正面观）

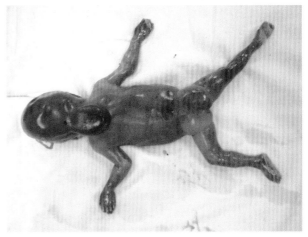

图 1-40　脑膜膨出（全身后面观）。一囊性物位于枕后位置，腰骶部有一细小脊柱裂痕迹

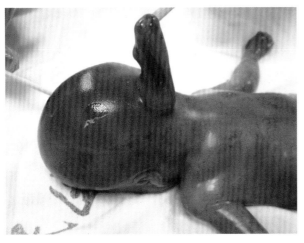

图 1-41　脑膜膨出。枕部囊性物提起观

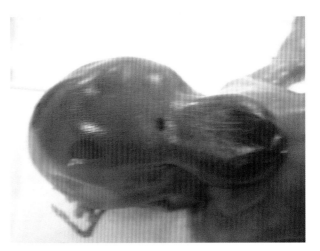

图 1-42　枕部囊性物与脑部之间有一小洞口

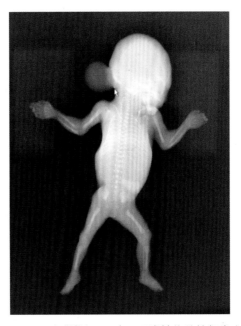

图 1-43　脑膜膨出。X 光下见囊性物从枕部发出

5. 枕骨裂露脑畸形（iniencephaly）

特征：在枕部露脑畸形中，胎儿头部后仰，颈部缺如。面部皮肤直接与胸部皮肤相连，后部头皮直接与背部相连。

病例：胎龄 29w，羊水急性增多 15 天，B 超显示无颅骨，但脑部软组织完整存在。出生体重 950g，女性，羊水 3 200 毫升。出生后显示头颅囊性感，耳部以下有少许颅骨存在。无颈部，后枕部约 4cm×4cm 脑膜缺损，下颌紧贴前胸，双手小指过长、内曲。可惜未行全身 X 光检查（图 1-44~图 1-47）。

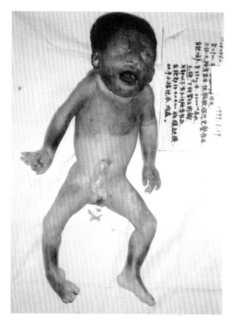

图 1-44　枕骨裂露脑畸形（全身像）

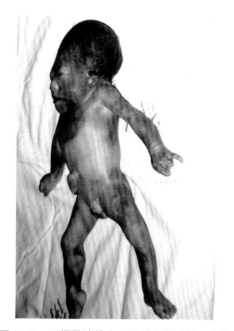

图 1-45　下颌紧贴前胸，双手小指过长、内曲

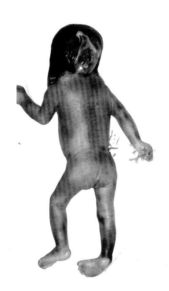

图 1-46　后枕部约 4cm×4cm 脑膜缺损

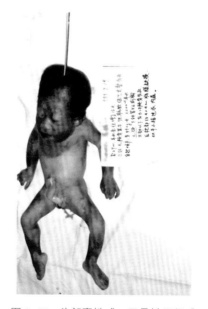

图 1-47　头部囊性感，无骨性组织感

6. 脑积水（hydrocephalus）

特征：以脑室系统扩大伴脑脊液梗阻为特征，不伴有原发性脑萎缩，伴有或不伴有头颅扩大为特征的先天性畸形。

表现为头颅增大，尤以额部为甚，颅面比例大于 2:1；头皮变薄，发亮，静脉怒张；前囟宽大，突出，搏动消失，后囟及侧囟扩大，颅骨缝裂开，叩诊前囟四周呈破罐声；双眼珠向下，白色巩膜显露（落日征）。B 超示：颅骨径增大，侧脑室扩大。

病例 1：妊娠 27$^+$w，脑积液，四肢短小，左眼突出，母体巨细胞病毒 IgM 阴性，胎儿脐血巨细胞病毒 IgM 阳性，胎儿染色体检查无异常。分娩过程中穿破脑膜，放出脑脊液后娩出，脑脊液量 1 100g（图 1-48）。

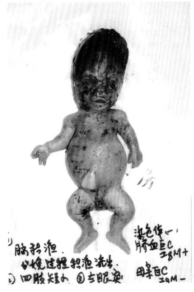

图 1-48 脑积水（全身像）。不伴有头颅扩大，只有脑脊液增多，左眼突出

病例 2：脑积水，头围增大，大脑前额突出，躯体及四肢比例不相符（图 1-49~图 1-50）。

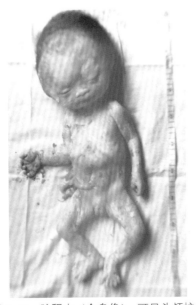

图 1-49 脑积水（全身像）。可见头颅扩大

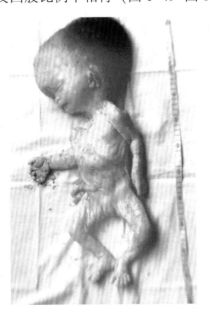

图 1-50 脑积水（侧面观）。颅面比例失调，与躯干比例不对称

12

病例 3：脑积水，羊膜带序列征不排除。包含内脏外翻，面部缺失（图 1-51~图 1-52）。

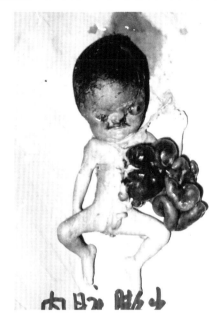 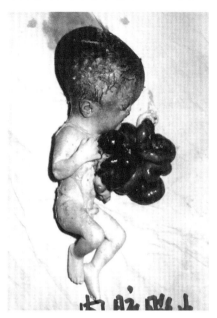

图 1-51　脑积水（全身正面观）。伴内脏外翻，面部缺失　　　　图 1-52　脑积水（侧面观）

7. 头皮缺损（scalp defect）

特征：先天性头皮缺损，通常可见头顶部有 1~2 个区域的头皮缺损，颅骨正常。

病例：足月，出生时发现头皮部分缺损，无产伤史，全身检查未见其他器官系统畸形（图 1-53）。缺损处组织深红色，表面无头发。

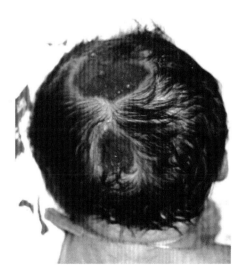

图 1-53　头皮缺损（共 2 个区域）

8. 前脑无裂畸形（全前脑畸形）（holoprosencephaly）

前脑无裂畸形为最常见的人类发育过程中的前脑畸形。在新生儿中的发病率为 0.002%~

0.006%。在胚胎中，该疾病的发病率更高，大约为 0.4%，故绝大多数的前脑无裂畸形胎儿在出生之前自然流产。

许多染色体异常都表现为前脑无裂畸形，最常见的为 13-三体或（del）13q。其他染色体异常还有 18-三体或 18-单体，21-三体和三倍体。前脑无裂畸形可能为常染色体隐性遗传或常染色体基因变异所致的显性遗传。

主要表现为 4 种形态（图 1-54）。

A. 独眼（cyclopia）：单独一眼位于面部中间，喙鼻，单鼻孔。

B. 筛状头颅（ethmocephaly）：眼眶分开，在眼眶上方可见有一喙状鼻。

C. 猴头畸形（cebocephaly）：小眼畸形，眼距过近，单鼻孔喙鼻。

D. 前颌发育不良畸形（premaxillary agenesis）：眼距过近、眼睑歪斜龟裂，鼻骨和鼻软骨缺乏，人中发育不良。

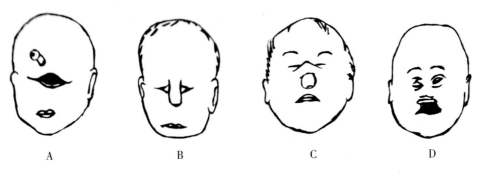

A   B   C   D

图 1-54 全前脑畸形（大脑无裂畸形）

病例 1：前脑无裂畸形——A 类畸形，独眼（cyclopia）（图 1-55~图 1-56）。

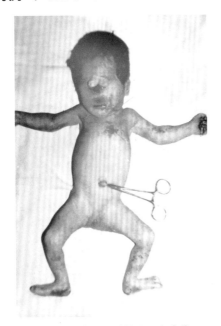

图 1-55 前脑无裂独眼（全身像）

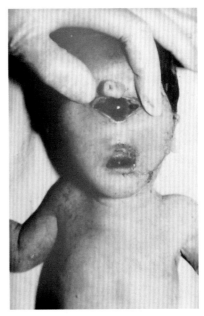

图 1-56 前脑无裂近照。独眼位于面部中央，喙鼻，单鼻孔

病例 2：前脑无裂畸形——D 类畸形，前颌发育不良畸形（premaxillary agenesis）（图 1-57）。

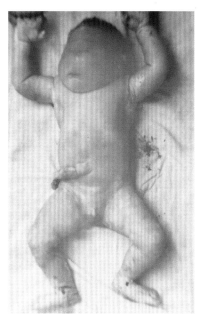

图 1-57　前颌发育不良，眼距过近，眼睑歪斜龟裂。鼻骨和鼻软骨缺乏，人中发育不良

病例 3：前脑无裂畸形——C 类猴头畸形。本例 19w 胎龄，表面性别不清，体重 190g，身长 23cm。产前 B 超提示：胎儿鼻骨缺失，眼距窄，一足多趾，颅骨环完整，脑中线，透明膈，第三脑室等结构消失，仅见单一脑室结构，另可见小脑、小脑蚓部。另脑组织变薄，内充满无回声区，诊断"全前脑畸形"。出生后证实为"全前脑畸形"。产前羊水检查胎儿染色体结果为 47XX+13，为 13-三体畸形儿（图 1-58~图 1-70）。

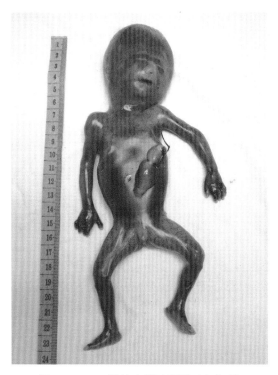

图 1-58　19w 胎龄全前脑畸形（全身观）

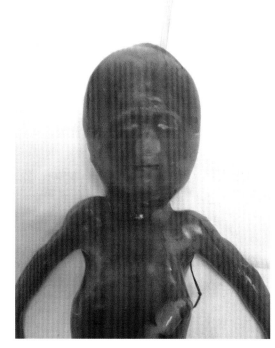

图 1-59　全前脑畸形（半身观）：小眼畸形，眼距窄，鼻骨缺失，猴头畸形

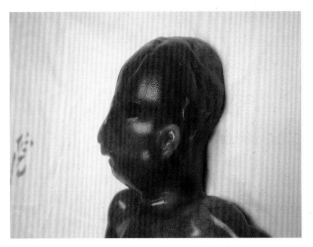

图 1-60　喙状鼻，单鼻孔（侧面观）

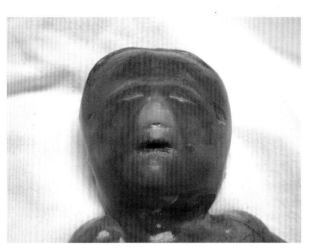

图 1-61　单鼻孔畸形：鼻头正中只有一个鼻孔（近观）

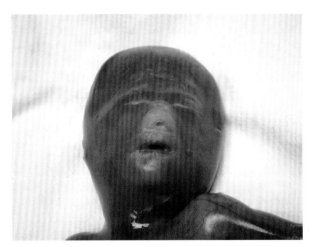

图 1-62　单鼻孔（仰位观）

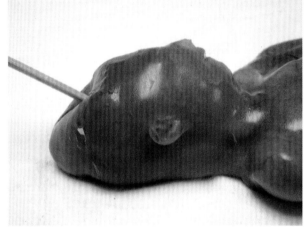

图 1-63　颅骨薄，颅内囊性感，单脑室结构，另再现喙状鼻

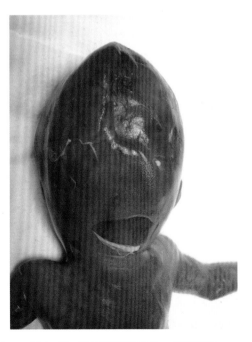

图 1-64　脑后部颅骨重叠，颅缝明显

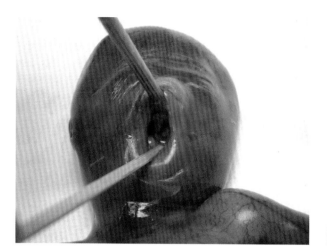

图 1-65　口腔狭窄，可见舌头

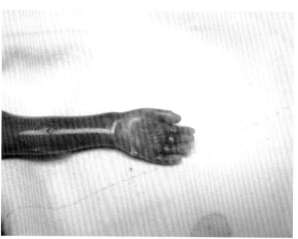

图 1-66　左手（近观）

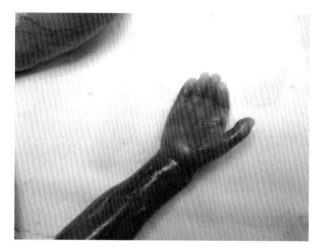

图 1-67　右手（近观）

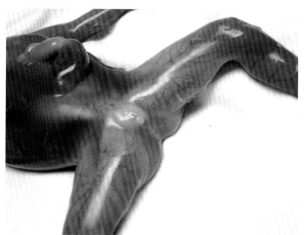

图 1-68　外阴，性别不清

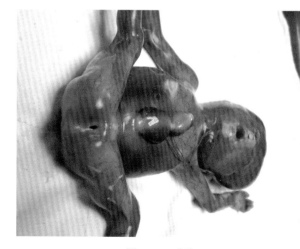

图 1-69　肛门

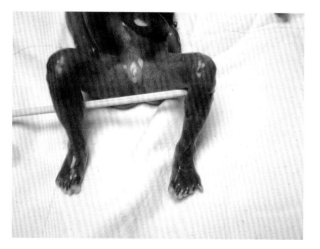

图 1-70　双足，左足外侧多一趾畸形

二、头部器官

1. Robin 综合征

特征：Robin 综合征是由于胚胎在发育过程中受到各种因素的影响，下颌骨发育不全所致。舌向后位置、舌后坠、下颌后缩为主要的畸形。

病例：35w 胎龄，男性，体重 2 185g，身长 43cm。母亲 39 岁，羊水过多，产前 B 超提示：胎儿下颌短小，双手拇指缺如。出生后证实是下颌后缩，短小，舌后坠，双手四指畸形。另产前羊水检查染色体结果为：46XY，13PSTK（正常多态）（图 2-1~图 2-14）。

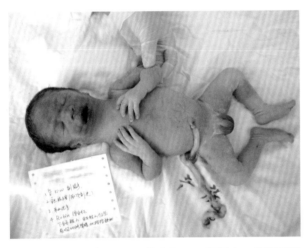

图 2-1　35w 胎龄，Robin 综合征，下颌短小，后缩畸形（全身观）

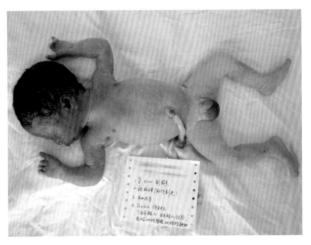

图 2-2　Robin 综合征侧面，下颌短小、后缩（全身观）

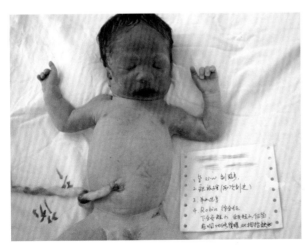

图 2-3　下颌后缩。双手四指畸形

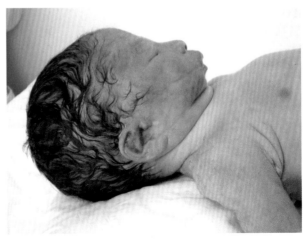

图 2-4　下颌后缩，小颌畸形，嘴巴接近胸部（右侧面观）

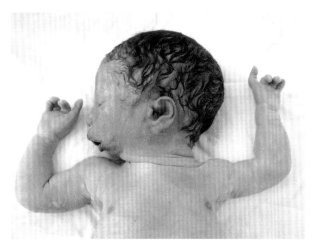

图 2-5 嘴巴面向接近右肩（左侧面观）

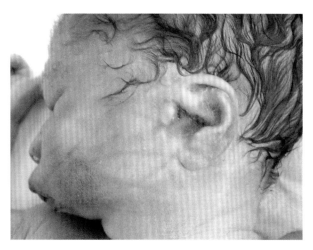

图 2-6 下颌骨几乎没有，嘴巴与颈部相连（左侧面近观）

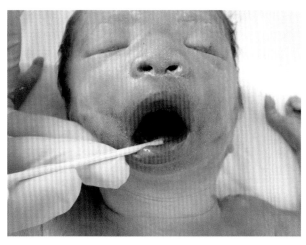

图 2-7 张嘴后常规办法看不到舌头，口腔如空洞

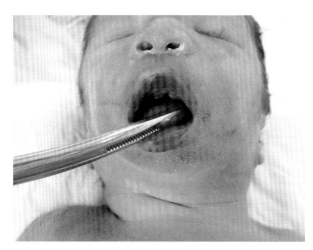

图 2-8 用镊子夹出后坠的舌头

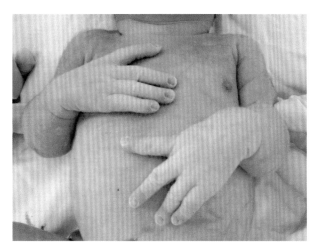

图 2-9 显示双手的手背、四指畸形

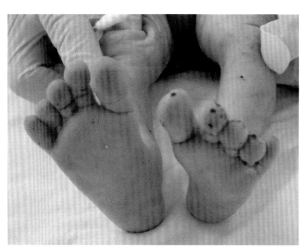

图 2-10 双足五趾(近观)

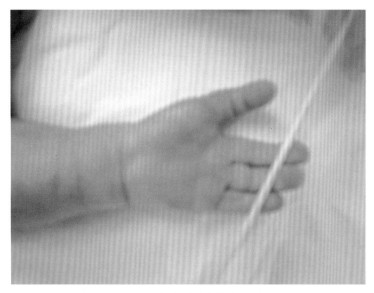

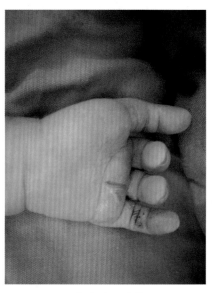

图 2-11　四指左手手掌伸直（近观）　　　　　图 2-12　四指左手自然微屈（近观）

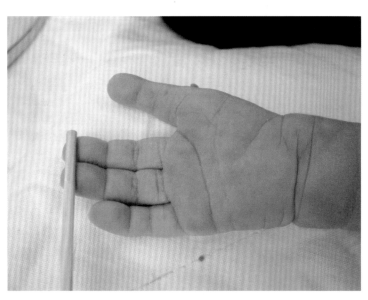

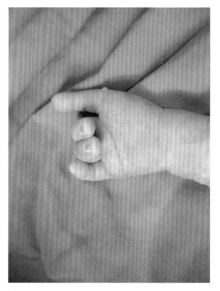

图 2-13　四指右手手掌伸直（近观）　　　　　图 2-14　四指右手自然微屈（近观）

2. 耳头畸形 (otocephaly)

特征：耳头畸形为第一对鳃弓发育异常导致面部和上颈部异常，包括下颌骨缺如，耳朵集中于下颌部位。

病例 1：胎龄 32w，羊水急性过多，自然临产分娩，发现耳头畸形，表现为下颌骨缺如，耳朵集中于原下颌部位，小嘴，口腔盲端，探针不能探及咽喉部，出生后死亡（图 2-15~图 2-17）。

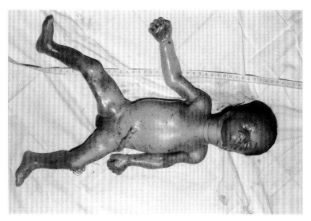

图 2-15　耳头畸形（全身正面观）。四肢躯体未见异常

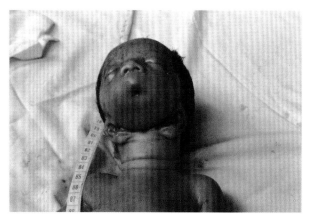

图 2-16　耳头畸形。面部和上颈部异常，下颌骨缺如

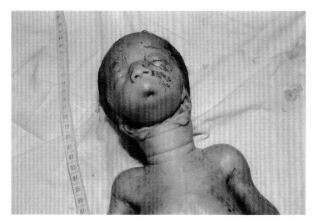

图 2-17　耳头畸形（正面观）。双耳横向靠拢集中于下颌部位

病例 2：耳头畸形（图 2-18~图 2-19）。

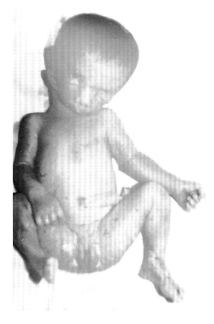

图 2-18　耳头畸形(全身正面坐姿像)。四肢躯体未见异常

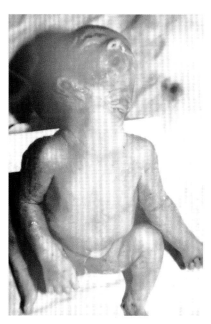

图 2-19　耳头畸形（头呈仰位）。下颌骨缺如，双耳集中于下颌部位

3. 无眼球（anophthalmy）

特征：以眼球缺如、眼眶下陷为主要表现。通常在产后诊断，产前极难确诊，常与各种综合征有关，也可单独存在，无特异性。产后检查为眼裂狭窄，手按眼区无内容物，眼区下陷，眼眶过小、过浅，下方为空洞无球状感，新生儿表现为出生后不睁眼。

病例：眼裂狭窄，常规检查发现双眼眼眶浅、无眼球突起感，打开眼睑无眼球（图2-20）。

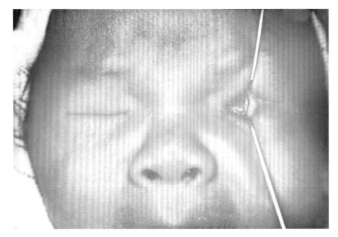

图 2-20　无眼球，眼眶下陷。拉开眼睑无眼球，扪之无眼球突起感

4. 眼睑下垂（blepharoptosis）

特征：先天性眼睑下垂，少见，可能为单独发生。

病例：左眼眼睑下垂，右眼正常（图2-21）。

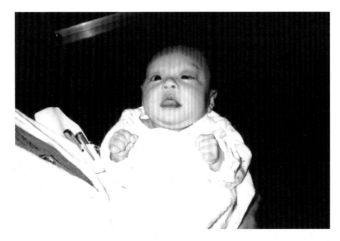

图 2-21　左眼眼睑下垂，右眼睁眼正常

5. 鼻翼外翘 (nasal ala anomalies)

病例：右侧鼻翼外翘（图2-22）。

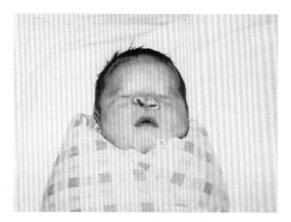

图 2-22　右侧鼻翼向上外翘

6. 嘴歪（mouth abnormal）

病例1：嘴角歪斜（图 2-23）。

病例2：哭闹时发现嘴角歪斜，未见其他神经系统异常（图 2-24）。

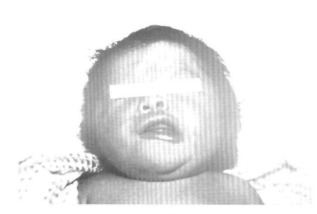

图 2-23　嘴角歪斜

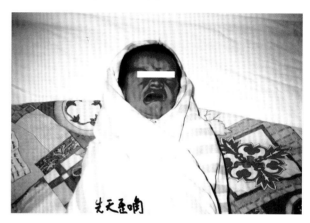

图 2-24　嘴角歪斜，无产伤史

7. 面横裂（horizontal facial cleft）

特征：面横裂是一种以口角向耳屏方向裂开为特征的先天性畸形。临床上分为轻、中、重 3 度。

病例1：面横裂轻度，即嘴角向耳际方向裂开（图 2-25~图 2-26）。

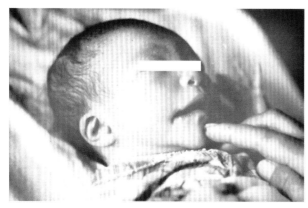

图 2-25　面横裂。右侧嘴角向耳际方向裂开

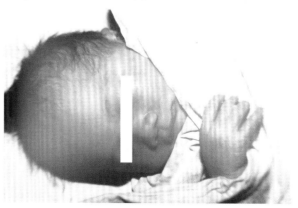

图 2-26　面横裂。左侧嘴角向耳际方向裂开

病例2：37w 胎龄，女性，体重 2 770g，身长 49cm。出生后发现：面横裂，右嘴角向右耳际方向裂开，并伴有右侧耳廓畸形（图 2-27~图 2-30）。

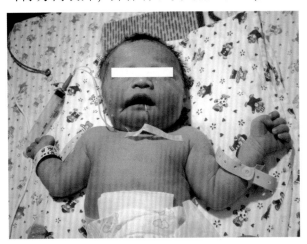

图 2-27　面横裂(右嘴裂)(半身观)

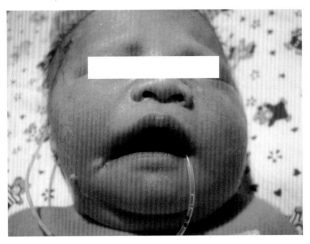

图 2-28　面横裂（近观）。右嘴角有裂口

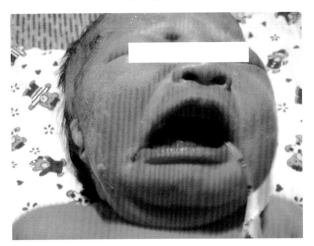

图 2-29　嘴张大时,观嘴裂的裂角部位

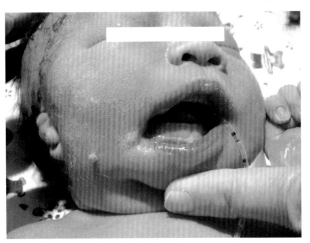

图 2-30　分开后嘴裂更明显

8. 唇裂（cleft lip）和腭裂（cleft palate）

唇裂：以上唇线由正中线外侧方裂开的先天性畸形。

临床特征：临床上分为单侧、双侧，以单侧多见。患儿可有吸吮和发音障碍。临床按严重程度分为 3 度：

Ⅰ度：红唇裂。

Ⅱ度：红唇裂、皮肤部分裂未达鼻底。

Ⅲ度：红唇裂、皮肤全裂直达鼻底。

腭裂：以切牙孔后的硬腭和软腭处有裂隙为特征的先天畸形，包括黏膜下腭裂，即隐性腭裂。

临床特征：以单侧多见，左侧多于右侧。患者由于鼻与口腔相通，可有呼吸、吞咽及发音障碍，易并发中耳炎和上呼吸道感染。临床根据程度不同可分为 3 度：

Ⅰ度：悬雍垂裂和部分软腭裂。

Ⅱ度：软腭全裂，硬腭部分裂开，未达牙槽突。

Ⅲ度：软腭、硬腭全裂，直达牙槽突。

唇裂合并腭裂 (cleft lip with cleft palate)：以上唇裂并伴有牙槽嵴裂和腭裂为特征的先天畸形。

临床特征：涵盖唇裂和腭裂的各种类型。

病例1：Ⅰ度右侧唇裂（图2-31~图2-32）。

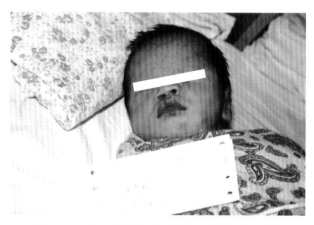

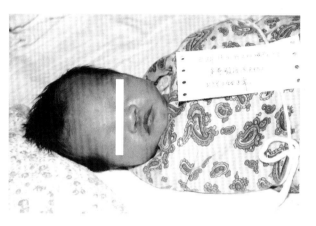

图2-31　Ⅰ度右唇裂（正面观）。鼻子形状正常　　　　图2-32　Ⅰ度右唇裂（卧位观）。鼻子形状正常

病例2：Ⅱ度左侧唇裂（图2-33~图2-36）。

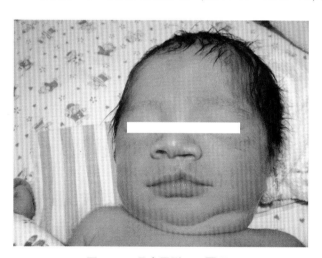

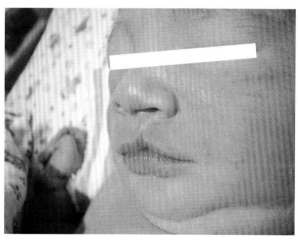

图2-33　Ⅱ度唇裂（正面观）　　　　图2-34　Ⅱ度唇裂（左侧观）。皮肤部分裂至鼻唇沟

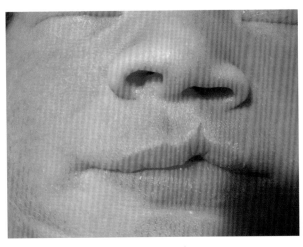

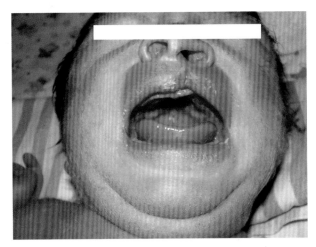

图 2-35　Ⅱ度唇裂（左侧近观）。左侧鼻翼下塌　　　　图 2-36　Ⅱ度左侧唇裂。左牙槽稍凹陷

病例 3：胎龄 36w，Ⅱ度双侧唇裂，另有心脏心室间隔缺损（图 2-37～图 2-39）。

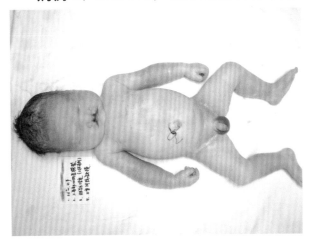

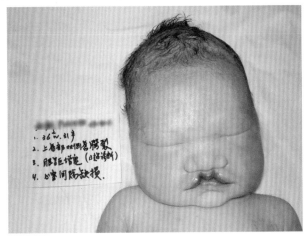

图 2-37　Ⅱ度双侧唇裂（全身像）　　　　　　图 2-38　Ⅱ度双侧唇裂（正面近观）

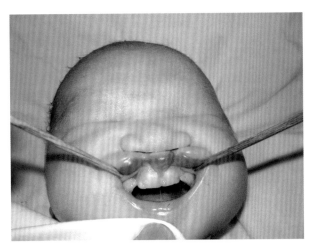

图 2-39　Ⅱ度双侧唇裂，牙槽正常

病例 4：胎龄 26w，男性，重 960g，Ⅱ度右侧唇裂并Ⅰ度腭裂（图 2-40～图 2-43）。

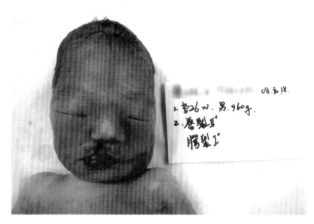

图 2-40 Ⅱ度唇裂并Ⅰ度腭裂（正面观）

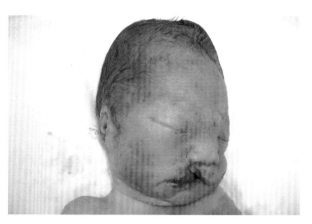

图 2-41 皮肤全裂接近鼻底

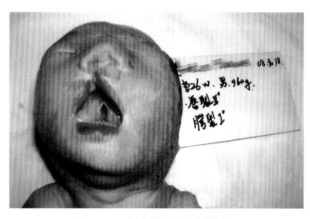

图 2-42 部分软腭裂（侧面观）

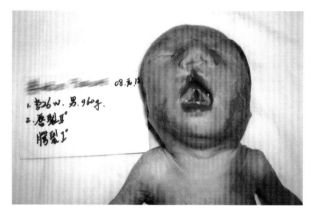

图 2-43 部分软腭裂（正面观）

病例 5：足月，Ⅱ度右侧唇裂（图 2-44~图 2-46）。

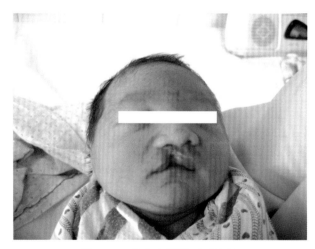

图 2-44 Ⅱ度右唇裂（正面观）

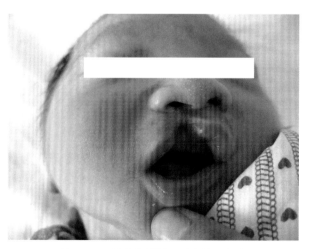

图 2-45 Ⅱ度右唇裂，裂痕接近鼻底

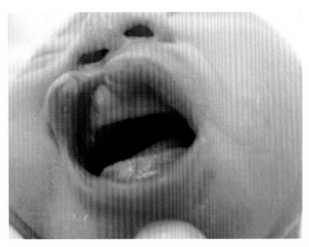

图 2-46　Ⅱ度右唇裂，右鼻翼塌陷

病例 6：胎龄 24⁺w，体重 775g，男性。Ⅲ度右唇裂并Ⅲ度右腭裂，娩出前超声波检查发现严重右侧唇腭裂（图 2-47~图 2-50）。

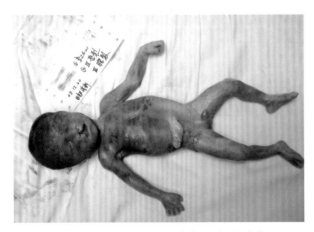

图 2-47　Ⅲ度右唇裂并Ⅲ度右腭裂（全身像）

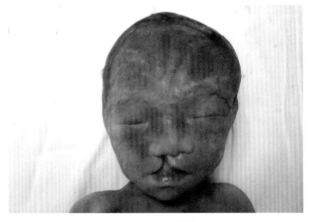

图 2-48　Ⅲ度唇裂、腭裂（正面观）

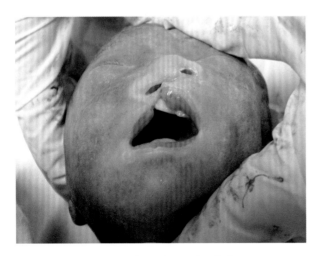

图 2-49　Ⅲ度唇裂、腭裂（张嘴观）

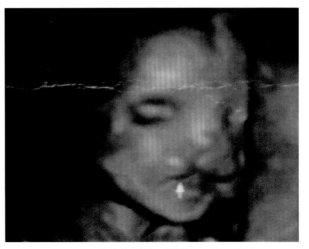

图 2-50　严重右唇裂、腭裂（B 超下显示）

病例 7：Ⅱ度腭裂（图 2-51~图 2-52）。

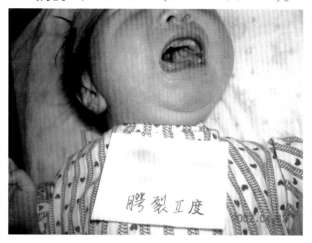 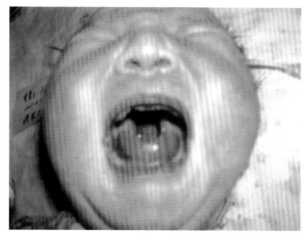

图 2-51　单纯Ⅱ度腭裂（远观）。嘴唇完整　　　图 2-52　Ⅱ度腭裂（正面观）。嘴唇完整，鼻子正常

病例 8：Ⅲ度唇腭裂（图 2-53~图 2-54）。

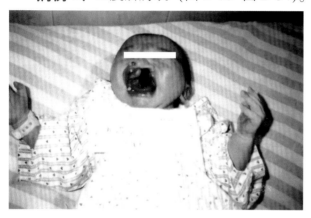 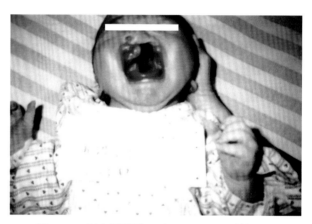

图 2-53　Ⅲ度唇腭裂（半身像）　　　　　图 2-54　Ⅲ度唇腭裂（近观）。呈现开放性裂开

病例 9：Ⅲ度双侧唇腭裂（图 2-55~图 2-56）。

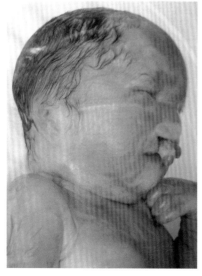 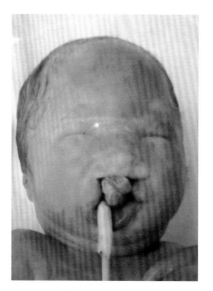

图 2-55　双侧Ⅲ度唇裂、腭裂（侧面观）　　　图 2-56　双侧Ⅲ度唇裂、腭裂（正面观）

9. 颈蹼 (webbing of neck)

特征：以颈部发生蹼状皮片增生为特征。

此病例颈蹼位于颈部两侧，绷紧的皮肤直接自耳朵下方延伸到肩部。后颈的发际缘较低，延及颈部。

病例：足月，双侧颈蹼，隐睾，脊柱裂，双胸腔积液（图2-57~图2-58）。

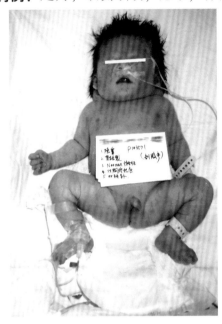

图2-57 双侧颈蹼（全身像）。双侧颈部可见蹼状皮片增生，可见隐睾

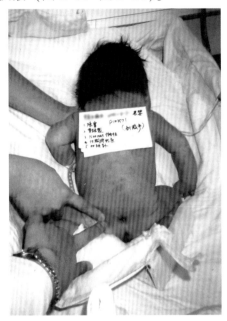

图2-58 双侧颈蹼脊柱裂

10. 耳廓畸形 (malformation of auricle)

特征：以耳廓的大小、形态及位置异常为特征的先天性畸形。临床主要表现为不同程度的耳廓过度发育或发育不良，如巨耳、小耳、附耳等。该畸形可单独发生，但常伴外耳道、中耳、内耳畸形。

病例1：左耳廓畸形，耳洞闭锁，通过听力筛查显示左耳听力障碍，该患儿右耳形态及听力正常（图2-59~图2-60）。

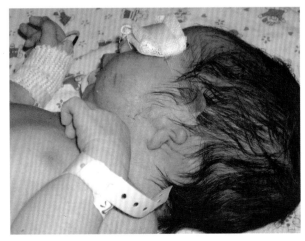

图2-59 左耳廓扭曲变小（远观）

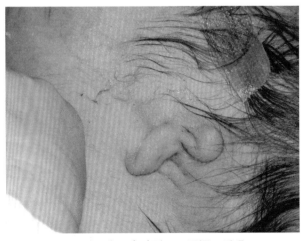

图2-60 左耳廓畸形，无耳洞（近观）

病例2：图片左侧为正常新生儿的耳朵，右侧新生儿耳廓明显较小（图2-61）。

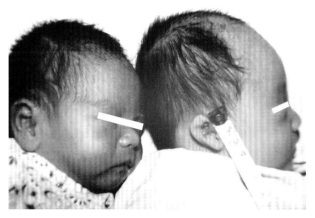

图2-61 两个新生儿耳廓比较，右侧新生儿耳廓明显较小

病例3：胎龄35w，左耳耳廓畸形，无耳洞，听力筛查显示听力障碍，右耳形态及听力正常。新生儿母亲右耳耳廓同样畸形及耳道闭锁（图2-62~图2-63）。

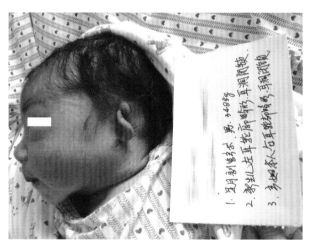

图2-62 左耳耳廓形态扭曲（远观）

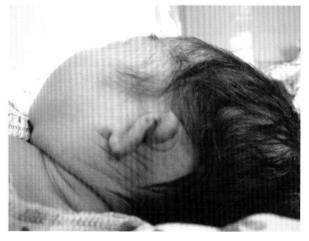

图2-63 左耳耳廓异常伴无耳洞（近观）

病例4：胎龄38w，右耳廓畸形及耳道闭锁，该耳廓前见豆状副耳，听力筛查显示听力障碍，此患儿左耳形态及听力正常（图2-64）。

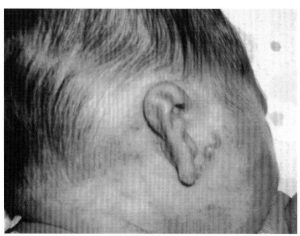

图2-64 右侧耳廓异常并耳道闭锁

病例 5：37w 胎龄，女性，体重 2 770g，身长 49cm。因胎方位横位而行剖宫产分娩，出生后发现右侧面横裂及耳廓畸形 (图 2-65~图 2-67)。

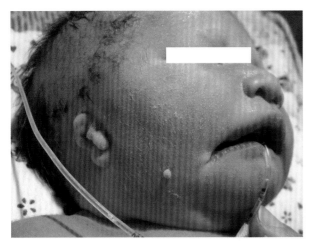

图 2-65　右侧耳朵畸形（可见右面裂）

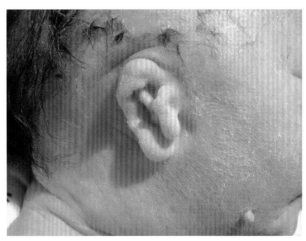

图 2-66　右耳畸形 (近观)

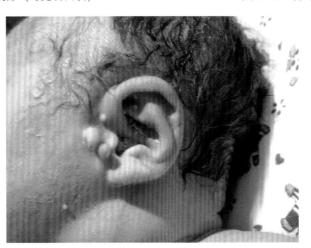

图 2-67　左耳，附耳

三、躯体畸形

1. 胎儿淋巴水囊瘤(cystic hygromas)

特征：是指由淋巴管和结缔组织组成的先天性良性错构瘤。

病例 1：胎龄 15w，210g，胎儿颈后淋巴水囊瘤，腹部水肿合并室间隔缺损（图 3-1）。

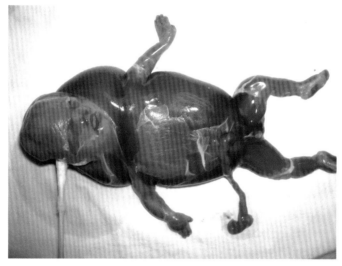

图 3-1　15w 颈部淋巴水囊瘤（全身像）

病例 2：胎龄 17w，全身皮肤水肿，胸腹腔积液，颈后淋巴水囊瘤，左心发育不全，室间隔发育不全（图 3-2）。

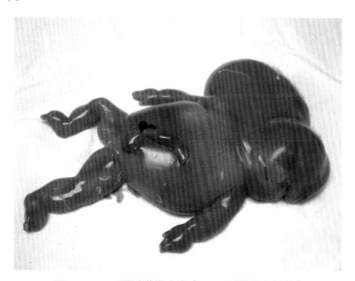

图 3-2　17w 颈后淋巴水囊瘤。可见颈后巨大囊瘤

病例 3：足月胎儿，女性，颈部淋巴瘤，眼距宽，鼻梁塌，右侧颌部及颈部组织硬肿，双耳廓小（图 3-3~图 3-4）。

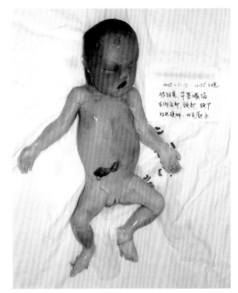

图 3-3 颈后淋巴瘤（全身像）。并眼距宽、鼻梁塌等

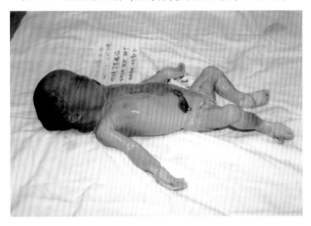

图 3-4 颈后可见囊性瘤鼓起

病例 4：胎龄 17w，超声波检查发现胎儿水囊瘤（图 3-5~图 3-8）。

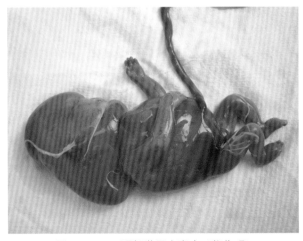

图 3-5 17w 颈部淋巴水囊瘤（仰位观）

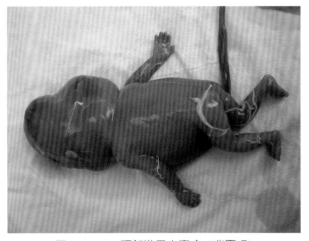

图 3-6 17w 颈部淋巴水囊瘤（背面观）

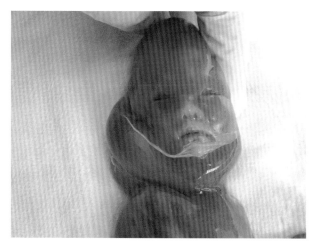

图 3-7　颈部淋巴水囊瘤（正面观）

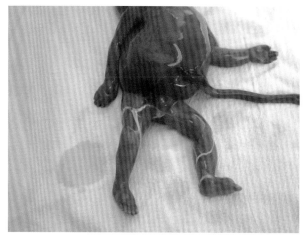

图 3-8　颈部淋巴水囊瘤。观四肢躯体

病例 5：胎龄 19$^+$w，140g，颈部淋巴水囊瘤（图 3-9~图 3-10）。

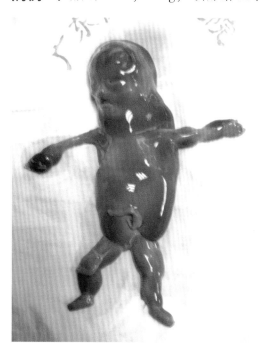

图 3-9　19w 颈部淋巴水囊瘤（全身观）

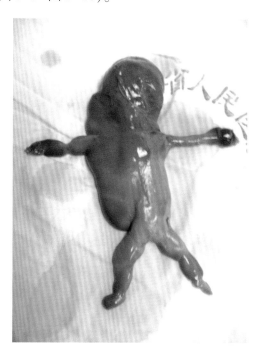

图 3-10　19w 颈部淋巴水囊瘤（背面观）

2. 肢体/体壁缺陷 （limb/body wall defect, LBWD）

特征：肢体/体壁缺陷是一种含有合并胸腔和/或腹腔器官外置的肢体缺陷，可同时合并其他先天畸形。

病例1：下腹壁缺陷，外露腹腔脏器表面可见膜状物覆盖，右下肢部分缺如，且右下肢大腿部后方可见一尾状物（图3-11~图3-12）。

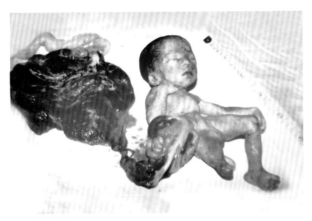

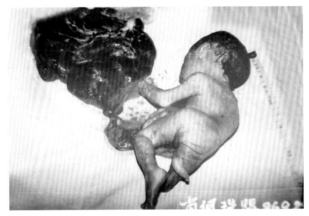

图3-11　腹腔脏器外置并右下肢部分缺如（正面观）　　　　图3-12　右下肢大腿后方有一尾状物伸出（背面观）

病例2：胎龄14w，B超发现上肢缺如及内脏位于腹腔外，行引产，娩出后发现右上肢前臂缺如，腹腔脏器外露，脏器表面未见膜状物覆盖，脐带长度无异常（图3-13~图3-16）。

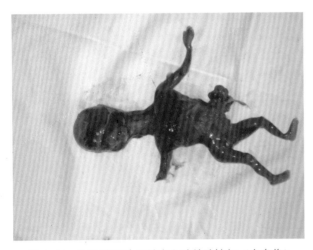

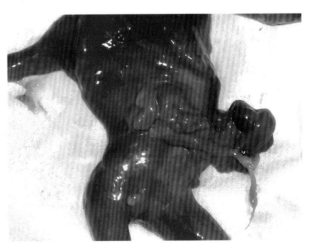

图3-13　腹腔脏器外置并右上肢前臂缺如（全身像）　　　　图3-14　腹腔脏器外置（近观）。肠管外露

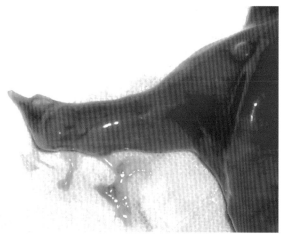

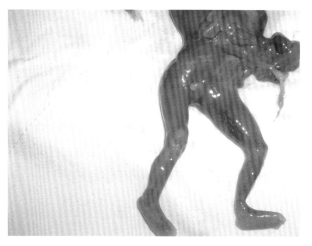

图 3-15　右上肢前臂缺如（近观）

图 3-16　双下肢（近观）

病例 3：胎龄 27w，内脏外翻，肢体畸形，外生殖器不清（图 3-17~图 3-20）。

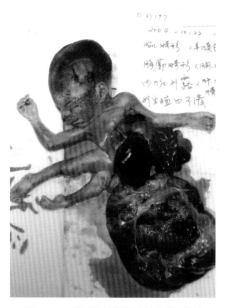

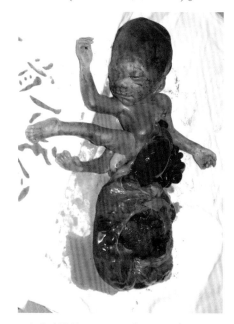

图 3-17　腹腔脏器外置并肢体畸形

图 3-18　腹腔脏器外置（肝、脾、肠等外露）并肢体畸形

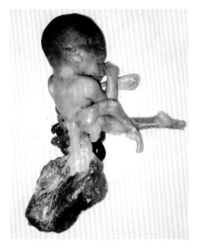

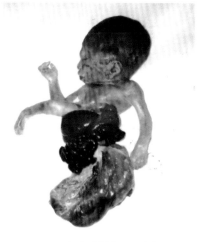

图 3-19　腹腔脏器外置（背面观）

图 3-20　腹腔脏器外置（侧面观）

病例4：胎龄 32w，肢体缺失，内脏外翻（图 3-21~图 3-23）。

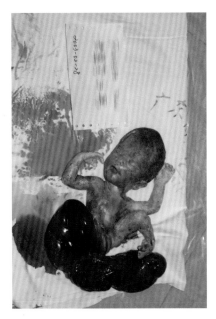

图 3-21　腹腔脏器外置。可见下肢缺失、形态畸形

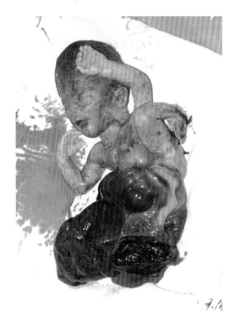

图 3-22　腹腔脏器外置。右下肢缺失，左下肢畸形

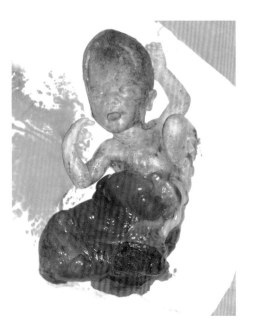

图 3-23　外置的内脏有膜状物覆盖

3. 内脏膨出（visceracele）

特征：单纯内脏外置不伴有肢体异常。

病例1：32w 胎龄，女性，29cm 长。内脏膨出，表面有膜状物覆盖（图 3-24）。

病例2：胎龄 12⁺w，死胎，自然流产，内脏膨出，脑积水，高龄母亲（图 3-25）。

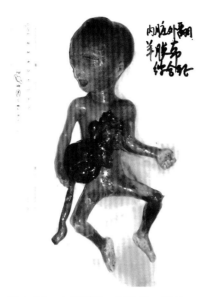

图 3-24 内脏膨出。可见肝、肠等

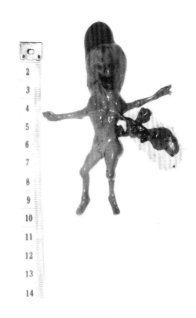

图 3-25 内脏膨出并脑积水

病例 3：胎龄 35$^+$w，男性，内脏膨出，内脏表面有膜状物覆盖（图 3-26~图 3-27）。

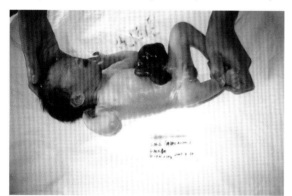

图 3-26 内脏膨出。以肠管为主

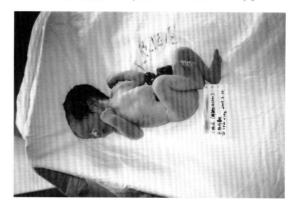

图 3-27 内脏膨出。四肢正常

4. 腹裂畸形（gastroschisis）

病例 1：腹裂，裂痕自腹部往胸部方向裂开，腹腔脏器肝、脾组织外露（图 3-28~图 3-29）。

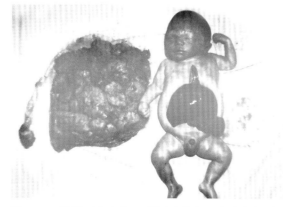

图 3-28 腹裂（全身像）。裂痕自腹部至胸腔方向裂开

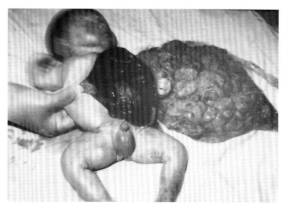

图 3-29 腹裂（近观）。可见肝、脾、肠

病例 2：胎龄 18$^+$w，男性，重 240g，身长 21cm，母亲 35 岁高龄。左侧腹裂，肠管膨出。腹裂部位位于腹部左侧，肠管外露，表面无腹膜覆盖（图 3-30~图 3-33）。

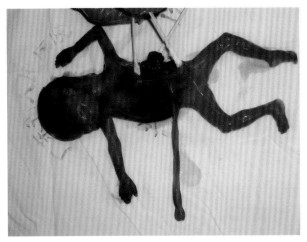

图 3-30 18w，左侧腹裂，肠管膨出（全身像）

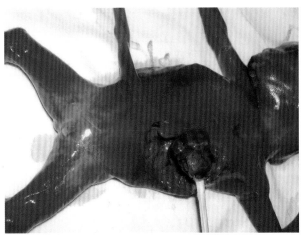

图 3-31 腹裂位于腹部左侧

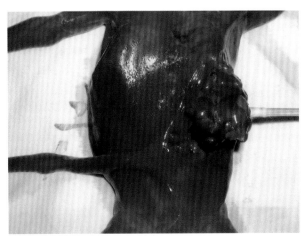

图 3-32 肠管暴露

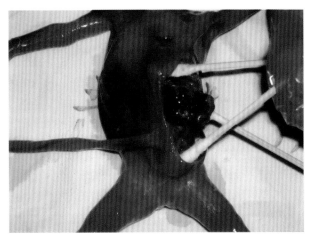

图 3-33 腹裂上下最大裂口

病例 3：腹裂畸形（图 3-34）。

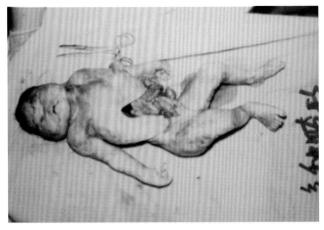

图 3-34 腹裂。肠管外露

病例 4：腹裂畸形（图 3-35~图 3-36）。

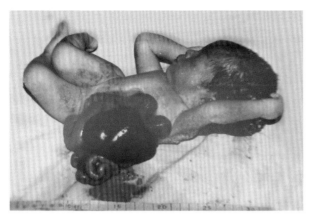

图 3-35　腹裂（侧面观）。肠管、脾脏外露

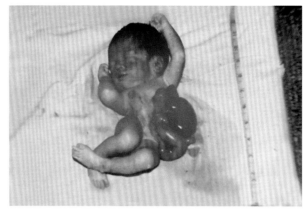

图 3-36　腹裂（正面观）

5. 羊膜粘连带序列征（羊膜带序列征）（aminotic adhesion band sequence）

特征： 指羊膜破裂形成的纤维带缠绕或粘连胎儿身体而导致的先天性序列征。畸形常多发且具多形性，患儿从指（趾）的单一小缩窄环到多发严重畸形，每个病例均有所不同，畸形部位常可见羊膜纤维带或细小的碎片状羊膜组织粘连附着。

病例： 胎龄为 36w，胎死宫内，絮状的羊膜围绕指（趾）或肢体形成环形缩窄带，使软组织下陷，深达骨部，造成四肢指（趾）端畸形（图 3-37~图 3-41）。

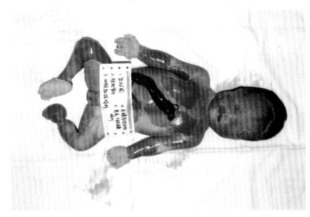

图 3-37　羊膜带序列征（全身像）

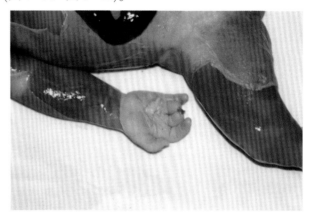

图 3-38　右手指无规律截断

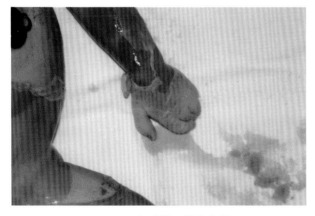

图 3-39　左手指无规律截断

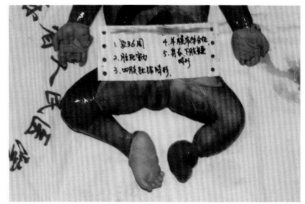

图 3-40　左下肢踝部环形缩窄

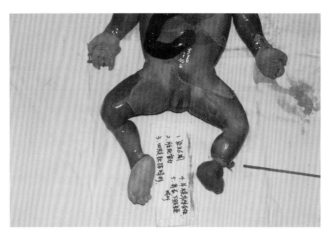

图 3-41　分娩时见到羊膜带缠绕在左下肢踝关节上，造成环形缩窄

6. 脐膨出 （omphalocele）

以先天性腹壁发育不全，在脐带周围发生缺陷，腹腔内脏脱出体外为特征的先天性畸形。

特征：腹腔脏器从脐根部腹壁缺损处脱出，长度一般在 3~15cm，脐带位于其顶端，由腹膜和羊膜构成的囊膜完整并覆盖于其上，通过此半透明的胶性囊膜可以看到所包含的脏器（多为小肠、结肠及肝脏），故俗称"玻璃腹"，有时囊膜可发生破裂而使脏器从破裂处突出。

排除：

(1)脐疝：脐疝为圆形或卵圆形的脐部局部性肿块，有皮肤覆盖，当患儿安静以及卧位时，肿块可消失。

(2)腹裂：不单在脐周发生，可延伸至腹腔、胸腔。

(3)内脏膨出：无脐带位于膨出物的顶端。

病例 1：脐膨出（图 3-42）。

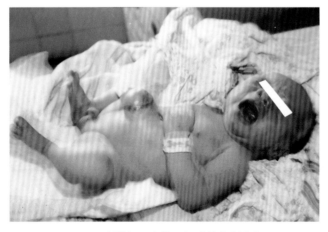

图 3-42　脐膨出。脐带组织附着在膨出物上

病例 2：胎龄 22w，脐膨出（图 3-43）。

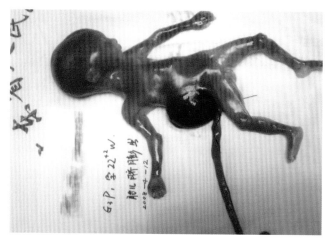

图 3-43　脐膨出。脐带组织附着在膨出物上

病例 3：胎龄 38w，男性，脐膨出（图 3-44~图 3-45）。

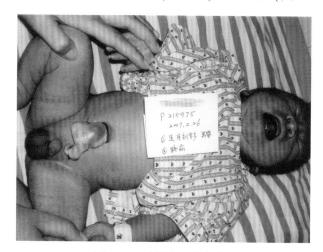

图 3-44　脐膨出（全身像）

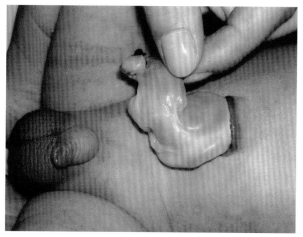

图 3-45　膨出物顶端可见脐带（近观）

病例 4：巨大脐膨出（图 3-46~图 3-47）。

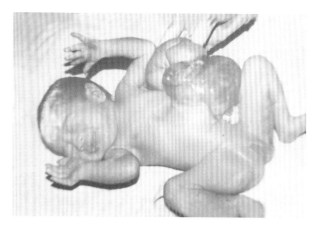

图 3-46　脐膨出。膨出物自脐根部引出

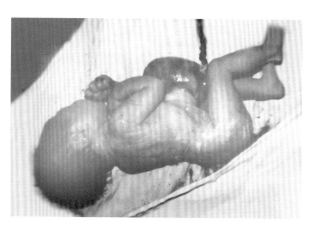

图 3-47　脐带位于膨出物边缘

病例 5：胎龄 30w，男性，脐膨出（图 3-48~图 3-49）。

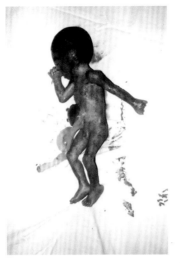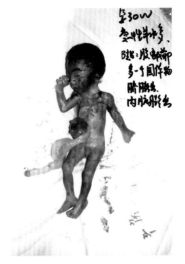

图 3-48　脐膨出。脐根部与膨出物的关系（侧面观）　　　图 3-49　脐膨出。脐带附着在膨出物边缘（正面观）

7. 膈疝（diaphragmatic hernia）

特征：先天性膈疝，是胎儿期膈肌融合部缺损或薄弱，使腹腔内容物疝入胸腔内，最常见疝入胸腔的是肠管。可通过 X 光、B 超显示胎儿胸部有充气的胃泡和肠管。

病例：37w 胎龄，表面像女性，体重 2 740g，身长 47cm，头围 33cm。新生儿分娩后 2 小时死亡，该病例于 27w 时，在当地 B 超检查发现：胎儿膈疝，心脏右移，右侧胸腔可见胃泡及肠管影像。建议转诊遭拒。至 35w 再次 B 超，结果同上，未予重视。到我院时已 37w，死胎。娩出发现：胎儿鼻梁横断，外阴畸形像女性，外阴表面有赘生物附着，掀开赘生物可见尿道外口，未见阴道口，未见阴茎样组织。X 光拍片示：胸腔内可见肠管、胃泡，心脏右移，诊断"膈疝"。染色体核型分析：46XY，染色体性别为男性（图 3-50~图 3-56）。

分析：此病例为先天性横膈膈疝，由于胎儿腹腔压力大，把腹腔中的组织如胃、肠等从横膈疝口挤进了胸腔，产生了胃、肠组织异位。

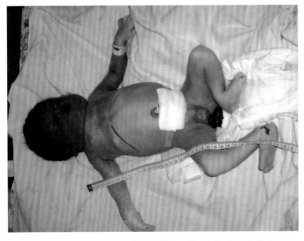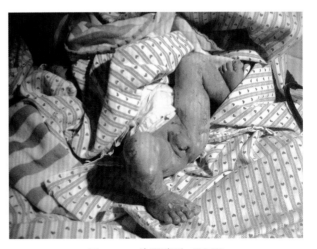

图 3-50　37w 膈疝，鼻梁横断，外阴畸形（全身观）　　　图 3-51　外阴畸形（远观）

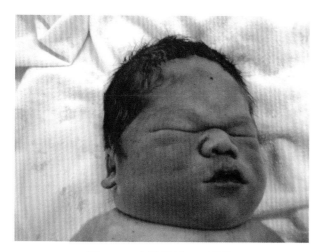

图 3-52 鼻梁横断（正面观）

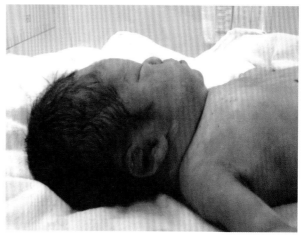

图 3-53 鼻梁横断（侧面观）

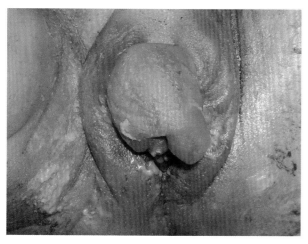

图 3-54 外阴有赘生物附着（阴蒂过长？），阴蒂周围似有大阴唇

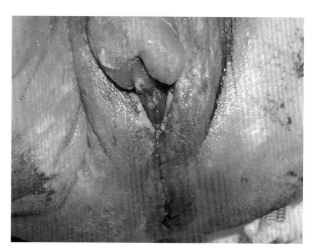

图 3-55 会阴联合，肛门处

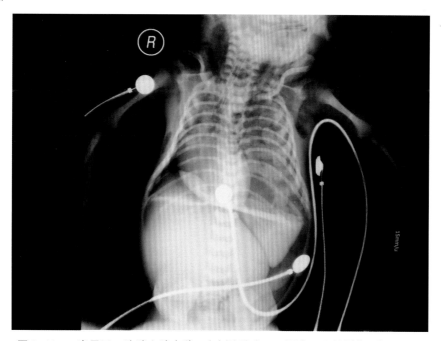

图 3-56 X光显示：胸腔心脏右移，左侧胸腔内可见胃泡及肠管影像。提示膈疝

四、骨骼畸形

1. 致死性侏儒 (thanatophoric dwarfism)

特征：是以颅骨增大、胸廓严重狭窄、肢体长骨短缩且弯曲为主要特征的短肢型侏儒。主要为骨骼发育不良表现。其头颅相对较大，有时呈三叶草状并伴有脑积水，前囟明显增大，前额隆凸，鼻梁下塌，眼睛突出；肋骨短，前端弯曲，胸廓严重狭窄；腹部明显膨出；身长明显缩短，躯干长度常正常，四肢长骨短而宽，缩短明显，中度弯曲，尤以股骨明显，呈"电话听筒样"，大腿呈外展和外旋位，骨盆短而宽，肢体周围软组织明显增加，皮肤皱褶明显。常为死胎、死产或出生后几小时即死亡。产前 B 超可作出诊断。出生后根据临床表现和 X 线检查结果即可确诊。

病例1：足月胎龄，女性，头大，前额突出，胸廓狭小，四肢短小，身长 26cm（图 4-1）。

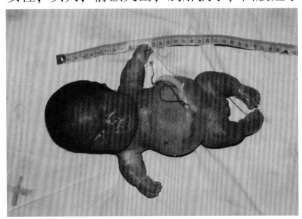

图 4-1 致死性侏儒。头颅大，鼻梁下塌，胸部严重狭窄，腹部明显膨出，四肢明显短缩

病例2：胎龄 40w，女性，重 3kg，鼻梁扁平，前额突出，四肢短小，手指、脚趾短小，四肢皮肤皱褶多，尤其是大腿部位（图 4-2~图 4-3）。

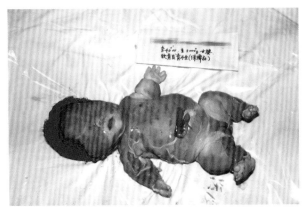

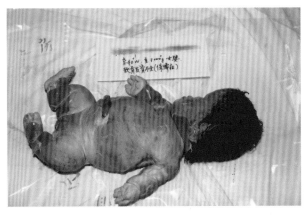

图 4-2 致死性侏儒。躯干长度与四肢不成比例，大腿外展、外旋

图 4-3 致死性侏儒。肢体周围软组织明显增加，皮肤皱褶明显

病例 3：胎龄 22w，男性，四肢短小，重 345g，身长 23cm（图 4-4~图 4-5）。脐血染色体检查无异常。

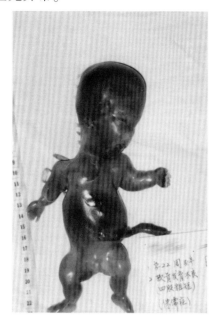

图 4-4　22w 致死性侏儒。头颅大，躯干长度与四肢不成比例

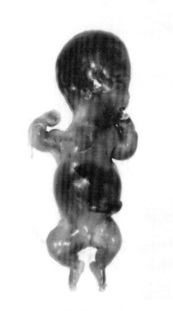

图 4-5　22w 致死性侏儒。头颅相对较大，大腿外展、外旋

病例 4：胎龄 19⁺w，男性，身长 20cm，致死性侏儒，四肢短小，胸廓小，X 光下可见头颅大，四肢短小，股骨"电话听筒样"（图 4-6~图 4-7）。羊水染色体检查：46XY。

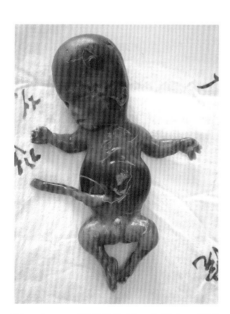

图 4-6　19w 致死性侏儒。头颅大，四肢短小，胸廓狭小，腹部膨出

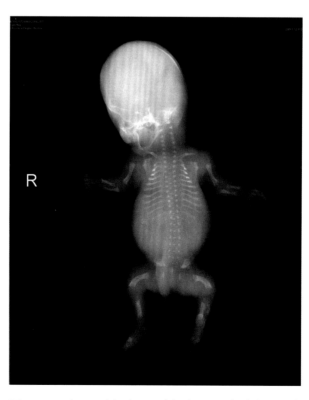

图 4-7　X 光下见头颅大，四肢短小，股骨如"电话听筒样"

47

2. 成骨不全（osteogenesis imperfecta）

特征：本病以骨骼发育不良、骨质疏松、骨脆性增加和畸形、蓝色巩膜及听力丧失为特征。重者出现胎儿宫内多发骨折及死亡，轻者至学龄期才有症状，并可存活至高龄。

在临床工作中，成骨不全又称为侏儒症。致死性侏儒与成骨不全的病因和预后有质的区别：前者不能存活，故称致死性侏儒；后者大部分可以存活，只是由于经常骨折，不能长高，身材矮小，智力正常，有的还能发育到生育年龄并能妊娠、分娩，后者还能遗传给下一代。

病例1：女婴，胎龄 25$^+$w，体重 900g，胎儿双腿"S"形弯曲，父为成骨不全，而且父亲家族均为成骨不全，胎儿母亲并非成骨不全，是外观正常女性（图 4-8~图 4-9）。

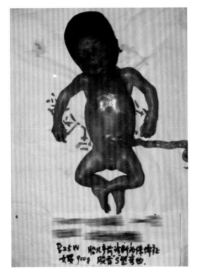

图 4-8　25w 成骨不全。股骨 S 形弯曲

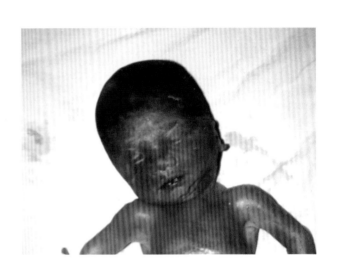

图 4-9　25w 成骨不全。五官正常

病例2：成骨不全成年人（图 4-10）。

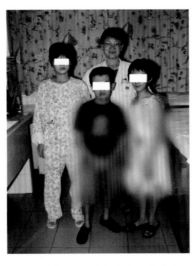

图 4-10　前两位是成骨不全成年人，后中位为主编本人，左前一位为正常女性

3. 横向肢体短缩畸形(截肢畸形)（transverse limb reduction defects, TLRD）

特征：肢体全部或部分缺失，犹如截断式的截肢畸形。

病例1：左侧手掌腕关节处截肢畸形（图4-11）。

病例2：右下肢踝关节处截肢畸形（图4-12）。

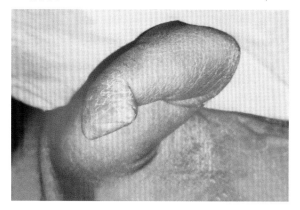

图4-11　左上肢腕关节处截肢畸形

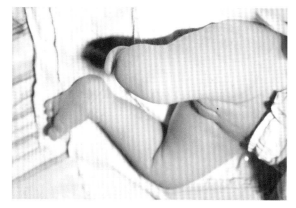

图4-12　右下肢踝关节处截肢畸形

病例3：胎龄25w，男性，重860g，身长33cm。右上肢前臂肘关节处截肢畸形（图4-13~图4-14）。

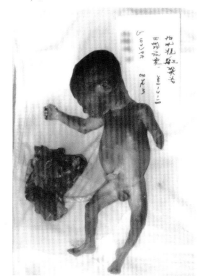

图4-13　25w右上臂截肢畸形（侧面观）

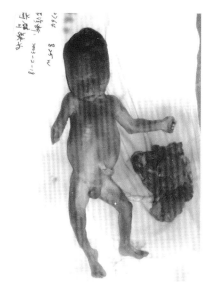

图4-14　25w右上臂截肢畸形（正面观）

病例4：胎龄37w，女性，左下肢膝关节下方胫腓骨处横断截肢畸形（图4-15~图4-17）。

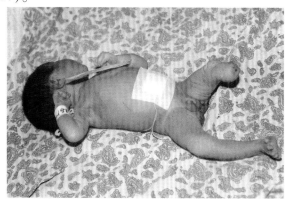

图4-15　左下肢膝关节下截肢畸形

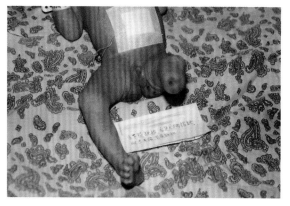

图4-16　截肢处（横断面观）

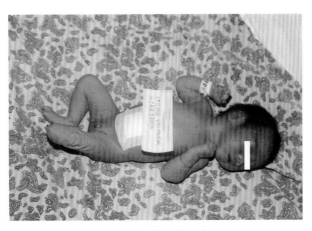

图 4-17　膝关节正常

4. 纵向肢体短缩畸形（长骨缺如）（deficiency of skeletal limb）

特征：上肢或下肢，桡骨、胫骨的缺失，及腓骨、尺骨的缺失。

病例 1：胎龄 28w，女性。B 超诊断左侧桡骨缺如，同侧大拇指缺如，同侧上肢前臂较对侧短，染色体检查未见异常（图 4-18~图 4-20）。

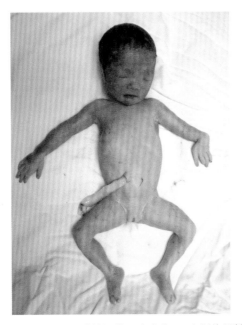

图 4-18　28w 纵向肢体短缩（全身像）。左侧桡骨缺如

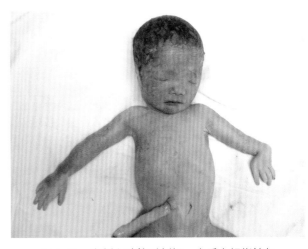

图 4-19　左侧上肢较对侧短，左手大拇指缺如

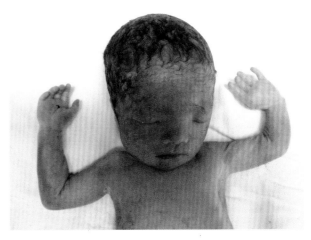

图 4-20　左手桡骨侧明显缺缩，同侧拇指缺如

病例 2：胎龄 30$^+$w，女性。孕期查 18-三体筛查高风险。B 超诊断：双侧桡骨及双侧拇指缺失，长眉毛，伴左心室发育不良综合征，单脐动脉（图 4-21~图 4-25）。胎儿脐血染色体检查未见异常。

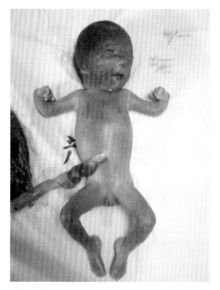

图 4-21　纵向肢体短缩（全身像）。双桡骨、双拇指缺如

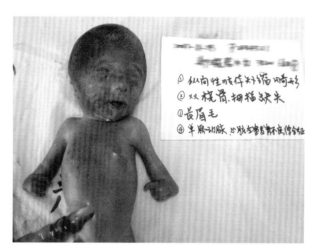

图 4-22　纵向肢体短缩。双桡骨缺如

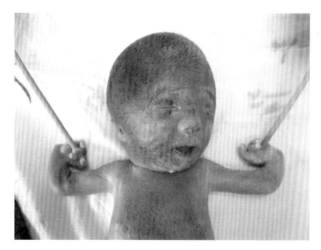

图 4-23　纵向肢体短缩。长眉毛，双手拇指缺如

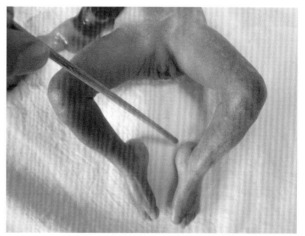

图 4-24　双下肢足跟明显后突且大

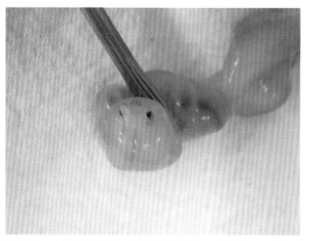

图 4-25　本例单脐动脉。脐带横断面见一条动脉，一条静脉

病例3：胎龄 23w，男性。B 超诊断：双侧尺骨缺如，双手四指畸形，双手呈"鹰爪样"（图 4-26~图 4-27）。胎儿染色体检查无异常。

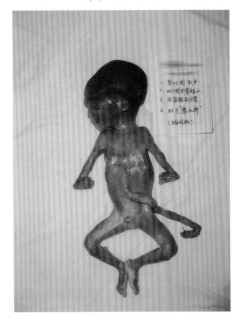

图 4-26　纵向肢体短缩（全身像）。双侧尺骨缺如，
　　　　　手呈"鹰爪样"

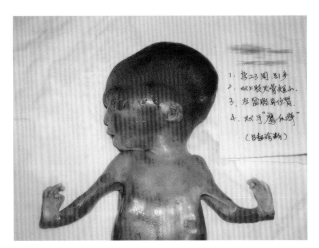

图 4-27　双手四指畸形

5. 未分类肢体缺失 (limbs defection)

病例1：胎龄 40w，上肢前臂短小，腭裂，右侧睾丸未降（图 4-28~图 4-29）。未做染色体检查。

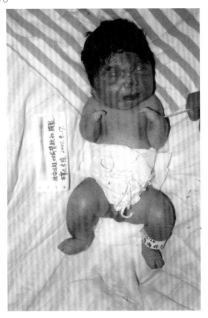

图 4-28　双上肢前臂短缩，末端"豆芽样"（全身像）

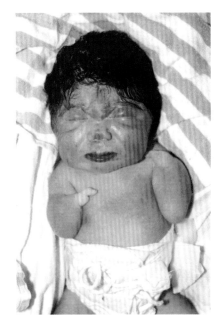

图 4-29　双上肢前臂短缩（正面近观）。鼻梁横断，
　　　　　手臂末端"豆芽样"

病例2：足月，双手畸形，肱骨、桡骨及尺骨过短，双手腕内弯 90°，双拇指缺如（图 4-30~图 4-31）。未做染色体检查。

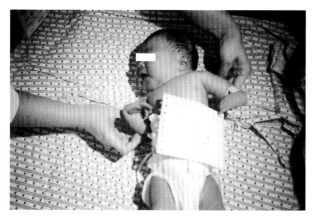

图 4-30　双手肱骨、桡骨、尺骨均有过短

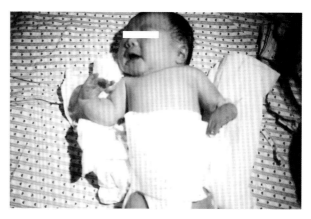

图 4-31　双手四指畸形、双手拇指缺如

6. 脊柱侧弯（scoliosis）

特征：椎骨发育不良导致的脊柱畸形，常合并中枢神经系统畸形、软骨发育不良、胸廓畸形等。

病例：胎龄 41⁺w，羊水过多，胎儿窘迫，脊柱侧弯，舌头缺如，耳际低，胸大，腹小，下颌短小，染色体检查无异常发现（图 4-32~图 4-37）。

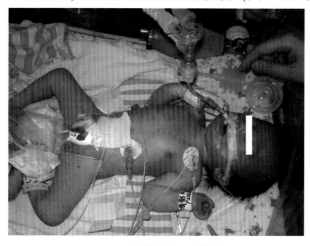

图 4-32　脊柱侧弯（全身像）

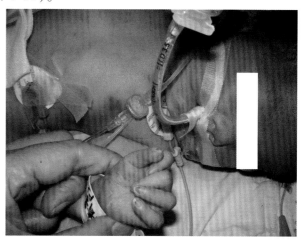

图 4-33　已行气管插管

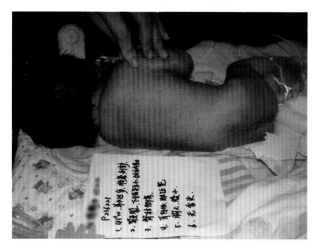

图 4-34　脊柱表面不直，呈弯曲状

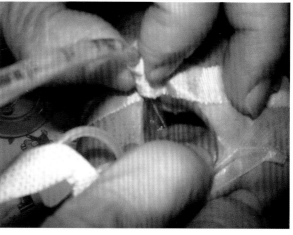

图 4-35　行气管插管过程中发现舌头缺如，染色体检查无异常

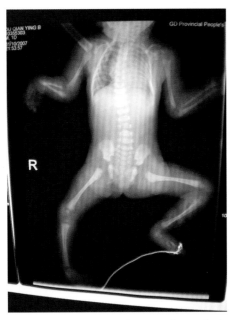

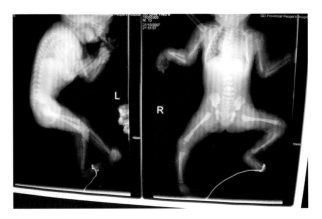

图 4-36　脊柱上段向左弯曲（X 光正平位片）　　　　　图 4-37　X 光正侧位片对照

7. 多指（趾）（polydactyly）畸形

特征：多指（趾）畸形的形式多种多样，通常单独发生，但是也可能与某些畸形综合征、染色体异常有关。

病例 1：多趾（六趾）（图 4-38）。

病例 2：左手拇指多指（图 4-39）。

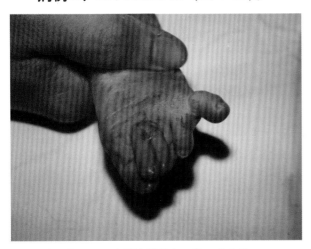

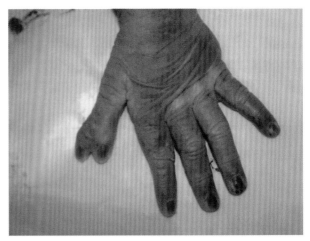

图 4-38　左脚小趾处多一趾，共六趾　　　　　图 4-39　左手拇指分叉形多指

病例3：左手拇指多指畸形（图4-40~图4-43）。

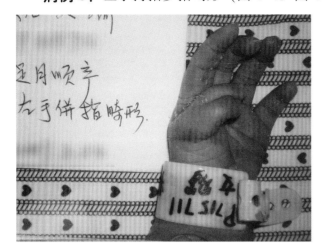

图4-40 左手拇指并指（全手观）

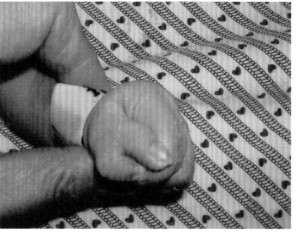

图4-41 左手拇指并指（手背观）

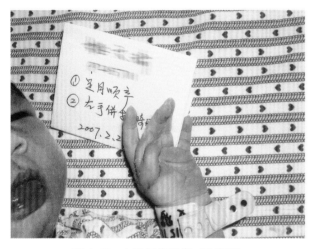

图4-42 左手拇指并指（手掌观）

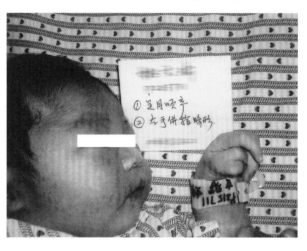

图4-43 左手拇指并指（手弯曲时观）

病例4：左脚趾六趾（图4-44~图4-45）。

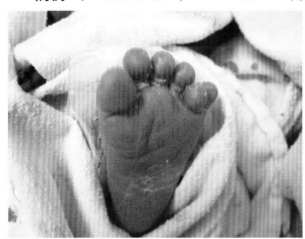

图4-44 左脚趾六趾

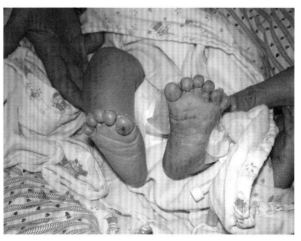

图4-45 左脚趾六趾，右脚趾正常

病例 5：右脚趾六趾，其母也为同侧脚趾六趾（图 4-46）。

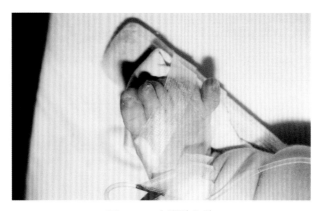

图 4-46　右脚趾六趾

8. 膝关节异常（膝关节反屈）（knee joint abnormal）

病例 1：胎龄 38w，女性，右侧膝关节反向屈曲，可以向任意方向活动（图 4-47~图 4-50）。

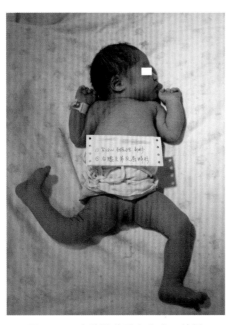

图 4-47　右膝关节反向弯曲、外展

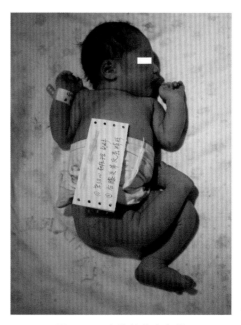

图 4-48　右膝关节内上曲

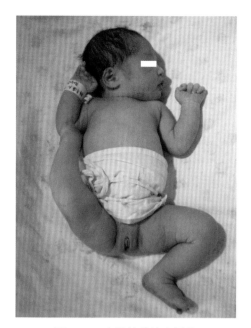

图 4-49　右膝关节外上屈曲

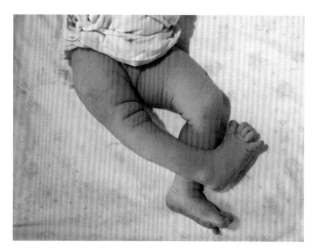

图 4-50　右膝关节（伸直时）

病例 2：足月分娩，女性，右侧膝关节反向屈曲（图 4-51~图 4-53）。

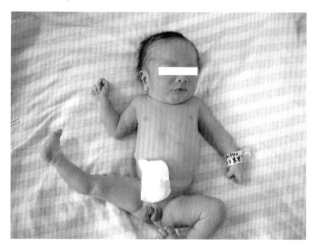

图 4-51　右膝关节反曲屈曲、外展

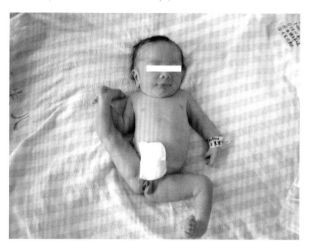

图 4-52　右膝关节上屈曲

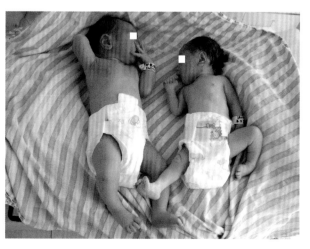

图 4-53　左侧新生儿正常，右侧新生儿左膝关节异常

五、染色体异常

1. 21-三体综合征(唐氏综合征)(21-trisomy syndrome, Down's syndrome)

概述：21-三体综合征（21-trisomy syndrome）又称先天愚型、Down 综合征。是在人体首先被描述的染色体畸变，也是最常见的常染色体疾病。在活产婴儿中的发病率为 1/(600~800)，即 1.6‰~1.2‰，发病率随孕母年龄增高而增加。染色体图如图 5-1。

特征：本病主要特征为病儿智能落后，特殊面容和生长发育迟缓，并可伴有多种畸形。

(1)特殊面容：睑裂明显斜向外上，两眼距离较远。鼻根由于鼻梁骨发育不良而显低平，鼻子短，鼻孔上翘。舌厚常伸出口外，流涎，傻笑，牙齿萌出延迟。总的印象是很愚钝。耳小而圆。

(2)胸腹部、颈背部短而宽，50%可有先天性心脏病，如室间隔缺损、房间隔缺损、动脉导管未闭、法洛氏四联征等。

(3)四肢短、手掌皮肤纹理掌纹只有一条，呈通贯手。小指两节，小指末端常向内弯，足踇趾与其余四趾分离较远，也称草鞋足。

(4)智力低下，一般 5 岁时智商为 50，渐渐减退，至 15 岁时为 38。缺乏抽象思维能力。嵌合体型病儿智力水平多高于完全性 21-三体型的患儿，智商平均可达 67。

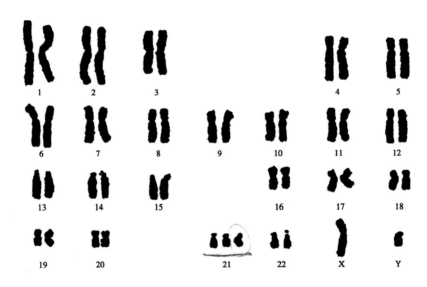

图 5-1　21-三体综合征（Down 综合征）染色体核型

病例 1：胎龄 37w，21-三体综合征，脸部的特征如上，值得注意小指关节为两节，掌纹为"贯通掌"（simian crease）（图 5-2~图 5-5）。

病例 2：两例唐氏综合征患儿，注意其父母年龄（图 5-6~图 5-7）。

病例 3：足月分娩，21-三体综合征（图 5-8~图 5-9）。

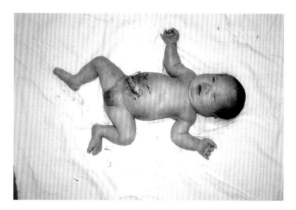

图 5-2　21-三体儿（全身像）。四肢较短

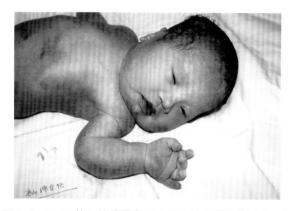

图 5-3　21-三体儿特殊面容及手掌皮肤纹理掌纹只有一条

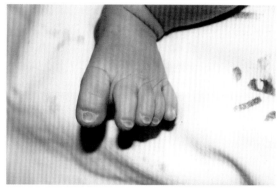

图 5-4　大姆趾与第二趾分开明显，类似长期穿草鞋所形成的足部特殊姿势，俗称"草鞋足"

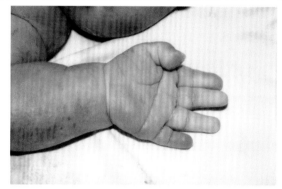

图 5-5　典型的"贯通掌"，小指两节

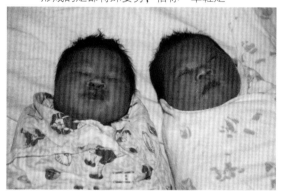

图 5-6　两个 21-三体儿安静时的特殊面容

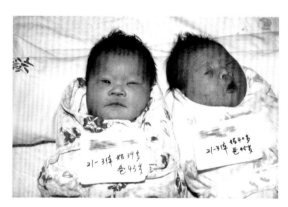

图 5-7　左侧儿母亲 39 岁，父亲 43 岁；右侧儿母亲 40 岁，父亲 45 岁

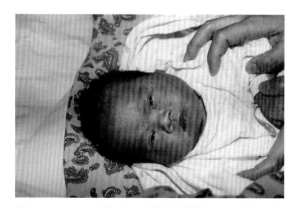

图 5-8　21-三体儿睁眼时的典型面容。眼裂明显斜向上，两眼距离较远

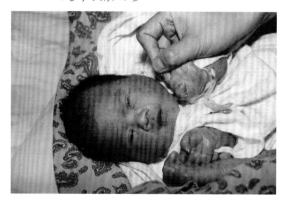

图 5-9　鼻根由于鼻梁骨发育不良而显低平。鼻子短，鼻孔上翘。双手"贯通掌"

病例 4：胎龄 40w，21-三体综合征（图 5-10~图 5-12）。

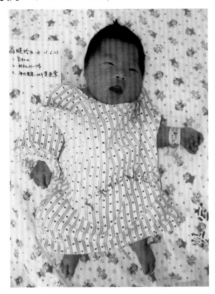

图 5-10　21-三体儿（全身像）。四肢张力低下

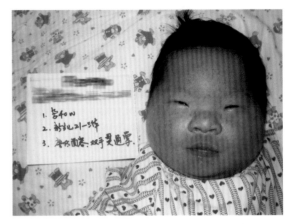

图 5-11　21-三体儿（正面像）。两眼距宽，鼻梁低平，不见双耳

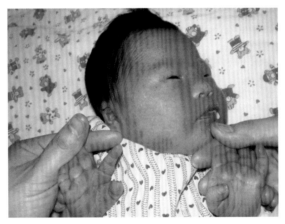

图 5-12　流涎

病例 5：足月，21-三体综合征（图 5-13~图 5-15）。

病例 6：21-三体综合征（图 5-16）。

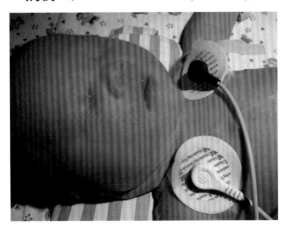

图 5-13　21-三体儿。宫内发育迟缓，伴有先天性心脏病，双耳小而平

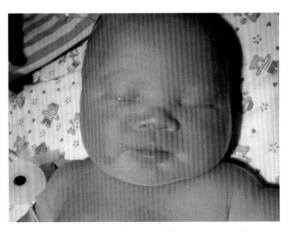

图 5-14　21-三体儿（正面观）。不见双耳

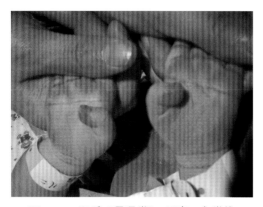
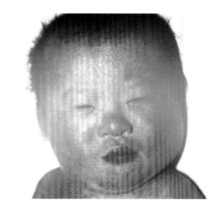

图 5-15　双手"贯通掌"，只有一条掌纹　　　　　图 5-16　21-三体儿面貌（正面观）。双耳不明显

2. 18-三体综合征（18-trisomy syndrome）

概述：18-三体综合征又称 Edwards 综合征，发病率仅次于 21-三体综合征，发病率为 1/3 500~1/8 000。患者宫内生长迟缓，小胎盘及单一脐动脉，胎动少，羊水过多，95%胎儿流产，足月儿出生平均体重 2 243g。染色体图如图 5-17。

特征：生命力严重低下，多发畸形，生长运动和智力发育迟缓。表现：生长发育迟缓，肌张力增高，枕骨后突，耳位低，耳廓畸形，眼裂小，小下颌，手呈紧握状，示指压在中指上，有时小指压在无名指上，另有所谓"摇椅样畸形足"。95%以上病例伴有先天性心脏病，可有脐疝，胎盘小。

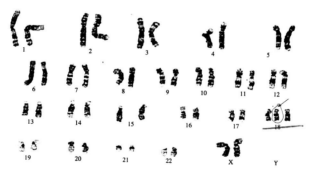

图 5-17　18-三体综合征（Edwards 综合征）染色体核型

病例 1：胎龄 20w，男婴，重 220g，身长 30cm。单腔心，脐膨出，单脐动脉，脐疝，右桡骨缺如，右手四指。染色体核型为 47，xy+18（图 5-18~图 5-23）。

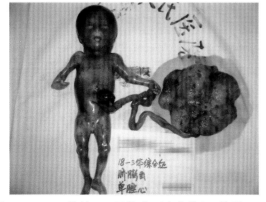
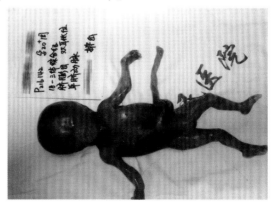

图 5-18　20w 胎龄 18-三体儿（全身像）。体重 220g，　　　图 5-19　右手短缩畸形，脐膨出
　　　　　生长迟缓（正常 20w 胎龄儿体重 300g）

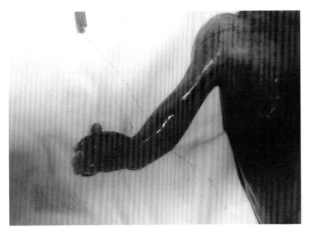

图 5-20　右桡骨缺如，右手四指

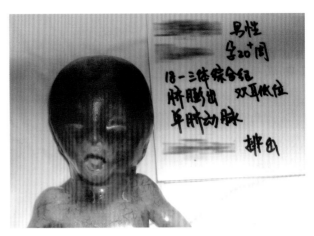

图 5-21　18-三体儿（正面观）。耳朵小

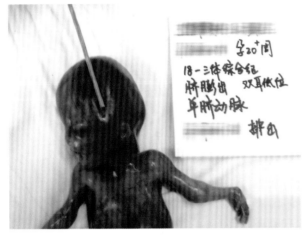

图 5-22　18-三体儿（侧面观）。耳位低，枕骨后突

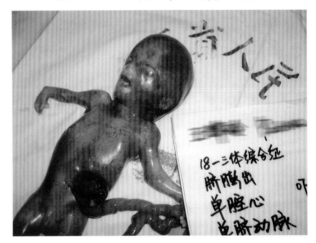

图 5-23　右手短缩，耳朵小，明显低位

病例 2：胎龄 31w，母亲年龄 41 岁，胎儿宫内发育迟缓，出生体重 650g（正常 31w 胎儿体重 1 500g），双上肢肢体纵向短缩畸形，双侧桡骨缺失，拇指缺如，脐膨出，双耳低位，心脏畸形：单心房、单心室。染色体核型为 47，XY+18（图 5-24~图 5-28）。

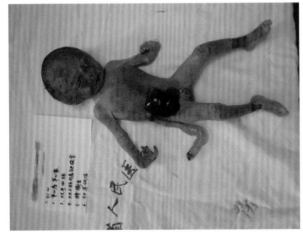

图 5-24　31w 胎龄 18-三体儿（全身像）。身体发育迟缓，双手屈曲畸形

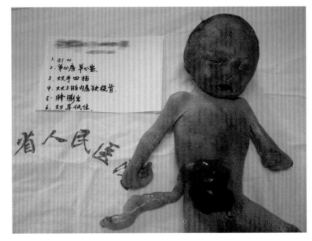

图 5-25　单心房，单心室，脐膨出畸形

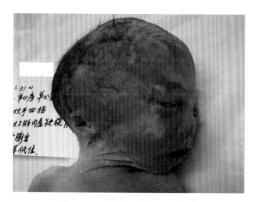

图 5-26　枕骨后突，耳低位

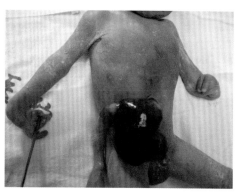

图 5-27　双侧上肢桡骨缺如，双手指四指

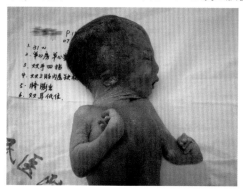

图 5-28　双手屈曲畸形，双手指四指

病例 3：胎龄 37⁺w，男性，重 1 650g（37w 正常儿重约 2 500g），头围 26cm，身长 37cm，B 超发现右位心，胎儿宫内生长迟缓，急性羊水过多，左上肢桡骨缺如，手呈"鹰爪样"，隐睾，低位耳，小下颌，Ⅲ度唇腭裂。染色体核型为 47，XY+18（图 5-29~图 5-32）。

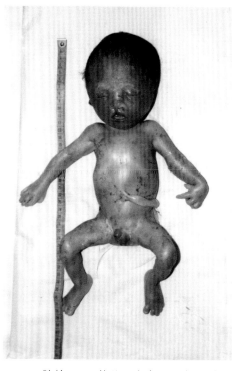

图 5-29　37w 胎龄 18-三体儿（全身正面像）。身长 37cm，
　　　　头围 26cm，体重 1 650g，典型发育迟缓

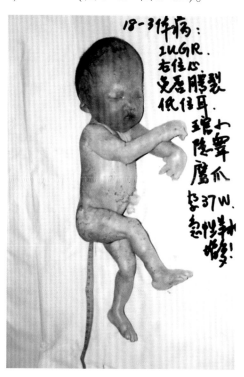

图 5-30　37w 胎龄 18-三体儿（全身侧位像）。双耳低位，
　　　　小耳、小下颌，左手桡骨缺如，手呈"鹰爪样"

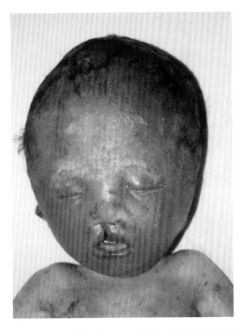

图 5-31　37w 胎龄 18-三体儿（面部正位观）。
Ⅲ度唇腭裂

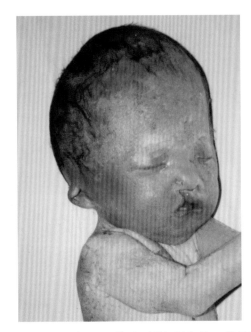

图 5-32　37w 胎龄 18-三体儿（面部侧位观）。枕骨后突

　　病例 4：26w 胎龄，18-三体儿，女性，身长 31cm，体重 640g（正常 26w 胎龄儿体重约 800g）。该病例是由于常规产检时，发现 18-三体高风险（>10%），立即行羊水穿刺做胎儿染色体检查，结果：47，X X+18 。随后引产，娩出后见眼裂小，耳廓畸形，下颌后缩，左手小指过长，小指压在无名指上，并有明显"摇椅样畸形足"表现及身体发育迟缓（图 5-33~图 5-41）。

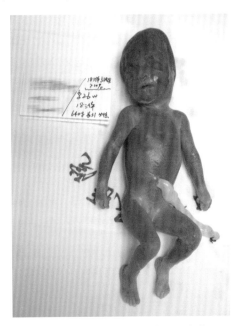

图 5-33　26w 胎龄，18-三体儿（全身观）

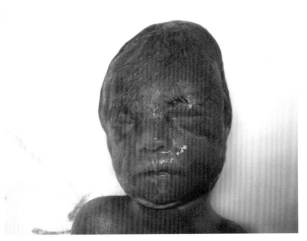

图 5-34　眼裂小，双耳廓畸形（正面观）

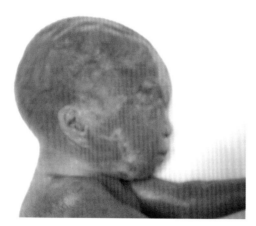

图 5-35　右耳廓畸形，下颌后缩

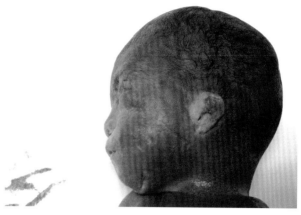

图 5-36　左耳廓畸形，下颌后缩

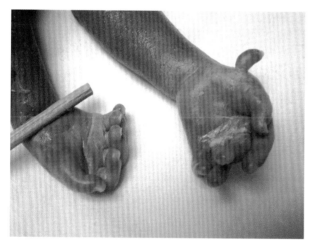

图 5-37　右手形态正常，左手拇指上见赘生物，左手小指过长

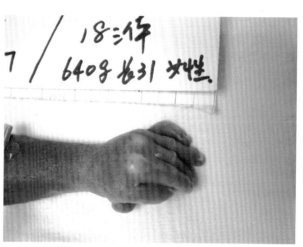

图 5-38　左手小指过长并压在无名指上

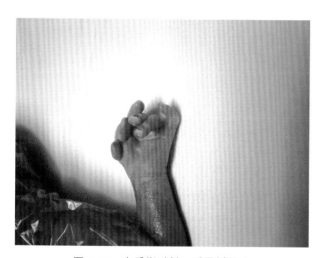

图 5-39　左手指过长，手异样屈曲

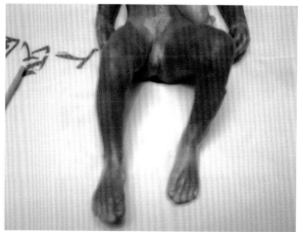

图 5-40　外阴及下肢

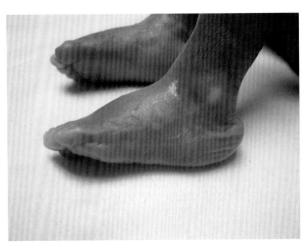

图 5-41　典型的"摇椅样畸形足"：足心鼓起，两边不着地，形如摇椅状

3. 13-三体综合征（13-trisomy syndrome）

特征：13-三体综合征又称 Patau 综合征。临床特征：中枢神经系统严重发育缺陷，无嗅脑，前脑皮质形成缺如，称为前脑无裂畸形；出生体重低，发育迟缓，严重智力低下、小头、小眼球或无眼球，小颌，多数有唇裂或伴腭裂，耳低位、耳聋，80% 有先天性心脏病，有与 18-三体综合征相似的特殊握拳姿势和摇椅样畸形足。预后不良，染色体如图 5-42。

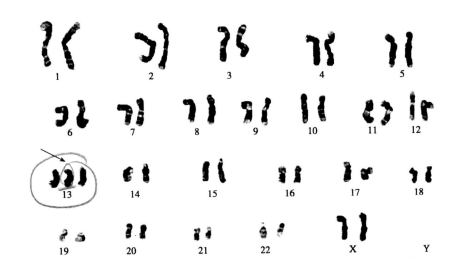

图 5-42　13-三体综合征（Patau 综合征）染色体核型

病例：胎龄 29w，产妇年龄 36 岁。出生后见前额突出，眼线平直，无眼球，双侧唇裂Ⅲ度，耳位低，小耳，阴茎短小，染色体核型为 47，XY+13（图 5-43~图 5-47）。

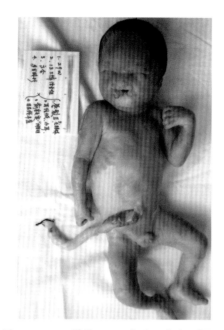

图 5-43　29w 胎龄 13-三体儿（全身正面观）

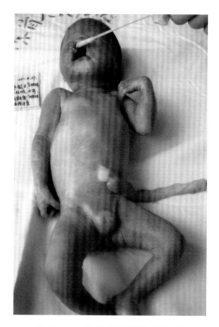

图 5-44　严重的双侧Ⅲ度唇裂

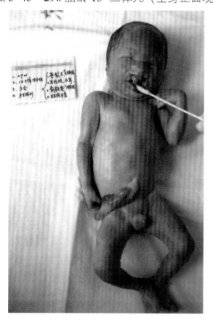

图 5-45　阴茎短小

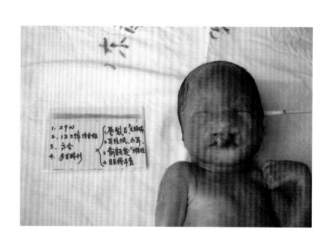

图 5-46　眼线平直，无眼球。正面看不到双耳。双侧Ⅲ度唇裂

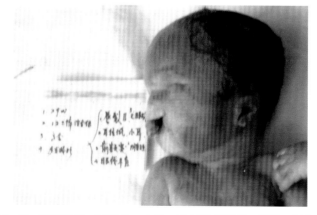

图 5-47　前额突出，耳低位，小耳。双侧Ⅲ度唇裂、腭裂（侧位观）

六、外生殖器肛门异常

1. 肛门闭锁（anal atresia）

特征：肛门闭锁为消化道畸形的一部分，可单独发生，也可与染色体异常有关，常与低位脊柱裂合并发生。

病例1：足月，体重3 980g，出生后发现肛门闭锁（图6-1~图6-2）。

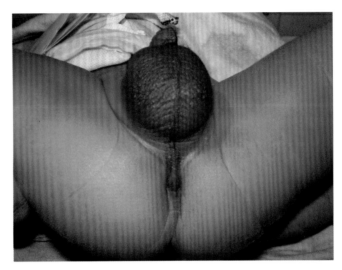

图6-1　肛门闭锁，表面看有皱褶

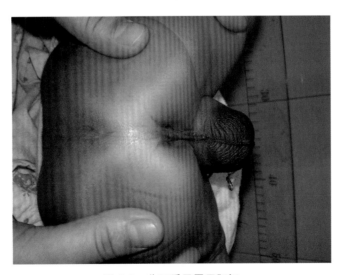

图6-2　分开后暴露无肛门

病例2：肛门闭锁，在睾丸后系带处有胎便排出，诊断为：睾丸后系带直肠瘘（图6-3）。

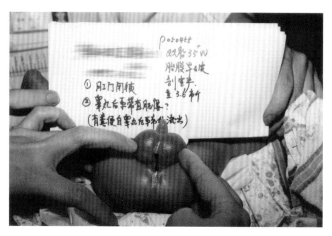

图 6-3　无肛门；睾丸后系带中部是瘘口，有粪便自此排出

病例 3：母亲年龄 41 岁，父亲年龄 45 岁，超声波提示胎儿心肌病，三尖瓣反流，出生后发现先天性肛门闭锁，染色体核型无异常（图 6-4~图 6-5）。

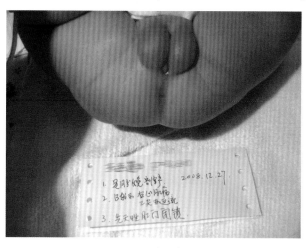

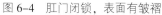

图 6-4　肛门闭锁，表面有皱褶

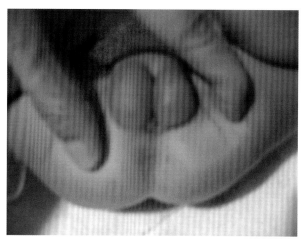

图 6-5　分开后无肛门洞口

2. 外生殖器异常（external genitalia abnormalities）

特征：外生殖器异常与性染色体异常、酶缺陷及环境因素有关。

病例 1：隐睾，阴茎短小，无舌头，此例开始怀疑是 18-三体儿，后证实不是（图 6-6~图 6-10）。

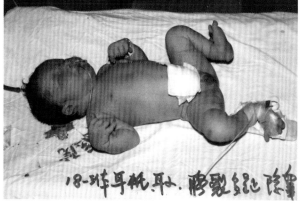

图 6-6　外生殖器异常（全身像），右足六趾

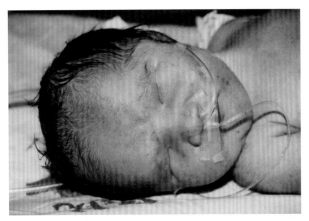

图 6-7 酷似 18-三体儿面容，额突，眼裂小，耳低位，小下颌

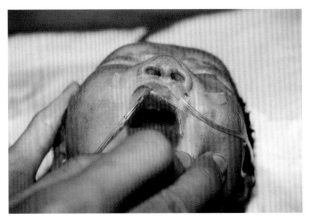

图 6-8 张开嘴发现无舌头

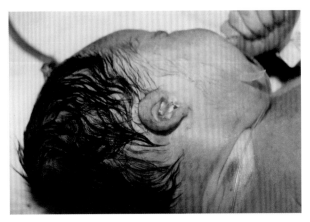

图 6-9 耳小

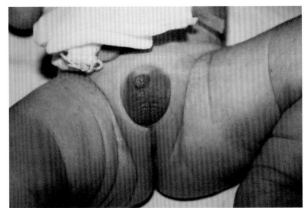

图 6-10 隐睾，阴茎短小

病例 2：胎龄 38⁺w，双侧睾丸未降，阴囊皱缩，羊水过少，羊水Ⅲ度污染（图 6-11~图 6-13）。

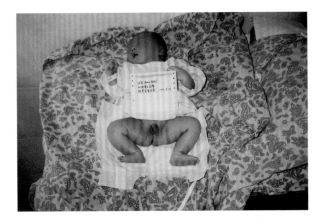

图 6-11 38w 胎龄儿，双侧睾丸未降（全身观）

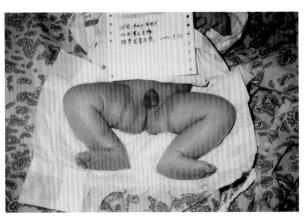

图 6-12 阴囊皱缩平坦，睾丸未降，阴茎正常

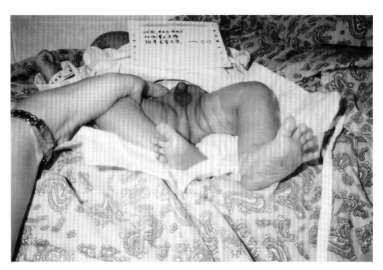

图 6-13　阴囊、睾丸组织部位平坦，阴茎正常

七、双胎异常

1. 连体双胎（conjoined twins）

连体双胎是单卵孪生体间部分未分离相互连接在某部位的先天畸形。连接可表现为对称性或不对称性。连接部位可在腹侧如胸腹联体、坐骨、头部或尾部。或为一个体发育不完整的寄生胎连在正常胎儿腹部，或寄生在背部、骶部或体腔内，如2个头颅连成双嘴状。B超可在产前诊断出此畸形。

连体双胎的类型

类　型	特　　征	预　后
头颅连体	部分颅脑相连，常见	主要依赖大脑连接的程度
胸部连体	最常见的类型;在此类病例中先天性心脏病的发生率为75%	依赖融合的程度
胸腹连体	81%共用肝脏;常合并腹壁畸形(常为脐膨出)和先天性心脏病	较胸部连体好,先天性心脏病的发病率低
臀部连体	占连体双胎的20%；连接部位为臀部和低位脊柱；共用直肠、膀胱和尿道	如果没有主要器官的共用则预后好
坐骨连体	骶骨和尾骨连接占所有连体双胎的5%；常见巨大骨盆；可能有3条或4条腿；单结肠,膀胱和尿道少见,合并阴道和直肠阴道畸形	不详

病例1：胸腹连体双胎，合并唇裂（双胎）及脐膨出，3个上肢，3个下肢，难以分辨各自上下肢归属（图7-1~图7-3）。

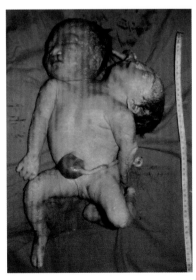

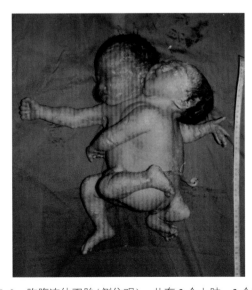

图7-1　胸腹连体双胎并脐膨出（正面观）。双胎经由胸部、腹部相连　　　　　图7-2　胸腹连体双胎(侧位观)。共有3个上肢，3个下肢

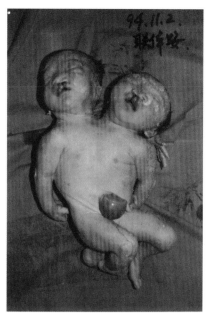

图 7-3 双胎均为Ⅲ度唇裂，另有脐膨出

病例 2：胸腹连体双胎 (thoracopagus conjoins twins)，两胎面对面，各胎分别有自己的双手和双腿（图 7-4~图 7-8）。

病例 3：胸腹连体双胎，两胎共有两头、两上肢及两下肢 (dicephalus dibrachus dipus，即 two head, two arms, two legs)，单躯体（图 7-9）。

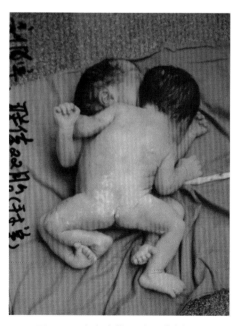

图 7-4 胸腹连体双胎（背侧观）

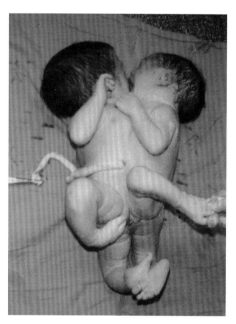

图 7-5 双胎经由胸部、腹部相连，双胎面对面，各胎都有自己的双手、双腿

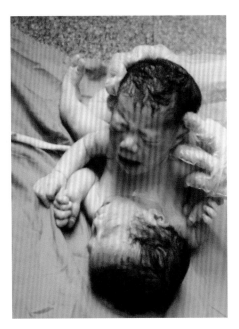

图7-6　两胎面对面（近观）

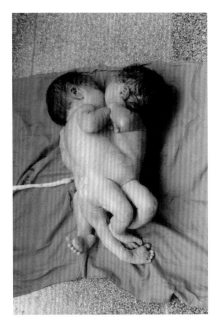

图7-7　两胎共有一条脐带

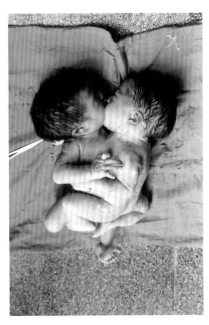

图7-8　自然状态下连体双胎

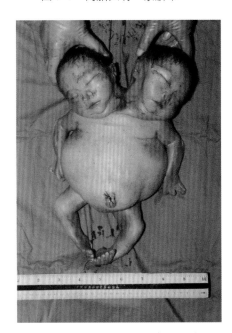

图7-9　连体双胎。单身躯，只有两上肢及两下肢

　　病例4：胸腹连体双胎。25w胎龄，女性，体重两胎共910g，头围分别为22cm、20cm，身长分别为48cm、47cm。两胎分别各具有自己的头颅、双上肢、双下肢、脐部以下的会阴等。B超显示她们共用一个心脏，其他脏器各自都存在。未作染色体检查（图7-10~图7-14）。

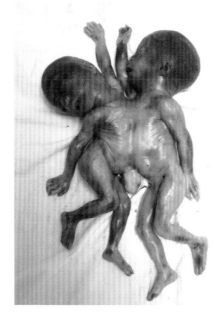

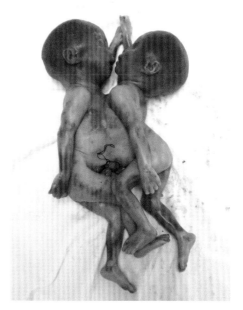

图 7-10　25w 胸腹连体胎儿。两胎儿各有自己的头颅、四肢，在胸部至腹部两胎相连（正面观）

图 7-11　25w 连体双胎（侧面观）

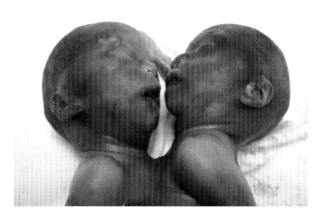

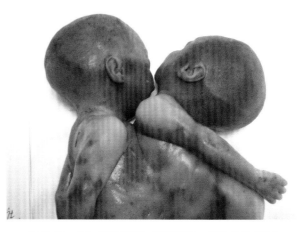

图 7-12　25w 连体双胎头部（侧面观）

图 7-13　25w 连体双胎（侧面观）。相连的胸腹部

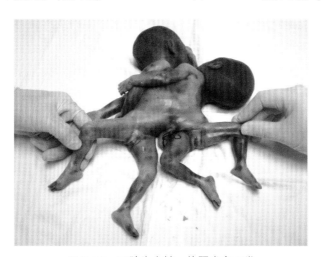

图 7-14　双胎为女性，外阴发育正常

2. 双胎反向动脉灌注序列征 (无心无头综合征)(twin reversed arterial perfusion，TRAP)

特征：双胎反向动脉灌注序列征是单卵双胎妊娠的严重并发症，多认为是胚胎在早期发育过程中，两胚胎之间形成了较大的血管吻合，导致两胚胎之间的血液循环出现明显通道。当两胚胎之间的动脉压出现不平衡时，动脉压高的一胎（泵血胎儿）将血液反向灌注到动脉压低的胎儿（受血胎儿），造成后者在形态结构上发生变化，尤其是心脏发育异常，出现继发性阻断畸形及器官与组织等结构形成减少，最终形成临床所见的一系列畸形表现。此外，另一部分研究人员认为，该类畸形的原因为：其中一胎心脏在胚胎时期发育异常，并出现异常胎盘血管吻合，导致一系列畸形发生。

TRAP 成因示意图见图 7-15。

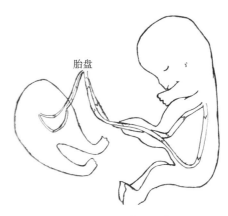

图 7-15　TRAP 成因示意图

病例 1：胎龄 24w，孕早期 B 超提示双胎妊娠，孕 24w 发现其中一胎严重畸形，引产后见一正常胎，另一为畸形胎，无头、无心，只有下肢可见，双上肢仅见轮廓（图 7-16~图 7-20）。

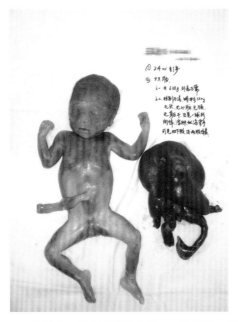

图 7-16　24w 胎龄儿，无心无头综合征。一胎正常，另一胎无心无头畸形

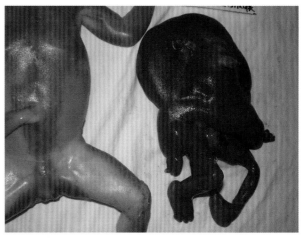

图 7-17　无心无头躯体畸形不规则

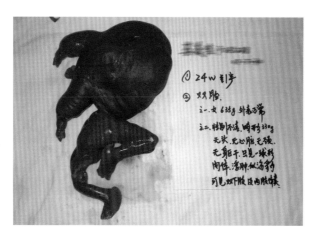

图 7-18 无心无头，躯体呈扭曲状

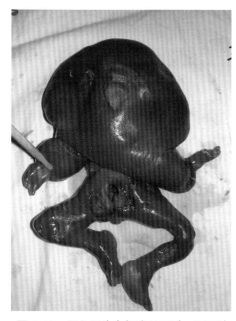

图 7-19 无心无头身躯隐见双手、双下肢

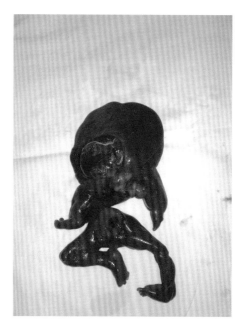

图 7-20 无心无头，上下两段身躯酷似分离

病例 2：胎龄 22w，B 超发现双胎妊娠，其中一胎多发畸形，行引产。双胎之一外观未见明显畸形，另一胎可见女性外生殖器官，无头、无心，无双上肢，脐膨出，仅见下肢部分发育，无骨骼结构（图 7-21~图 7-23）。

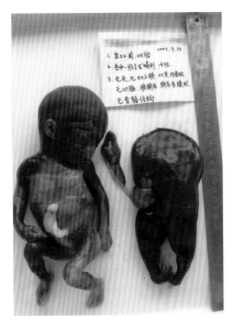

图 7-21　22w 胎龄儿，一胎正常儿，另一胎无心无头综合征

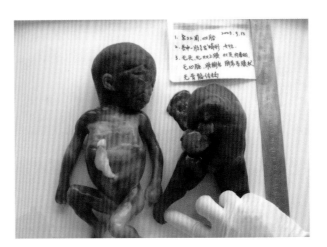

图 7-22　一胎正常，另一胎无心无头

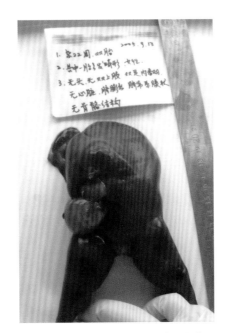

图 7-23　无心无头胎无头、无上肢，仅有双下肢

3. 双胎之一死亡（fetal death of one twin）

病例： 胎龄 34⁺w，发现双胎，B 超未发现双胎有结构异常。胎儿之一小 B 死亡，大 B 存活，男婴，体重 2 075g，出生后转 NICU 观察。小 B，男婴，体重 1 425g，死亡（图 7-24~图 7-26）。

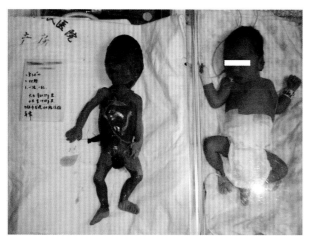

图 7-24　左侧小 B 死胎，右侧大 B 存活在玻璃温箱内

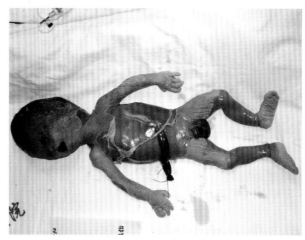

图 7-25　小 B 死胎，生长发育迟缓

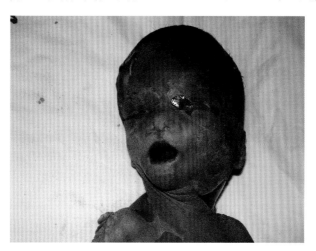

图 7-26　小 B 死胎面容

4. 双胎宫内死亡（fetal death of twin）

病例：胎龄 37$^+$w，胎死后引产分娩，均为男性，两条脐带进入一个胎盘，两脐带引出后互相缠绕，其中有一个死结，缠绕一段后各自分开，两条脐带近脐轮处均淤血。双胎胎死宫内。一胎身长 45cm，头围 31cm，重 2000g；另一胎身长 45cm，头围 30cm，重 1900g（图 7-27）。双胎均发育迟缓，因为是死胎，无法做染色体检查。

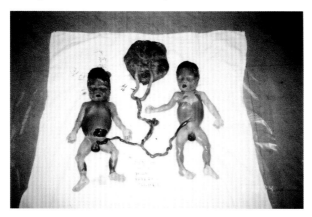

图 7-27　37w 胎龄儿，单胎盘，单羊膜囊。此类双胎常见脐带缠绕

5. 双胎之一肠外翻（visceracele of one twin）

病例：胎龄 14⁺w，一胎重 50g，另一胎重 60g，其中一胎腹壁裂，肠管外翻（图 7-28~图 7-30）。

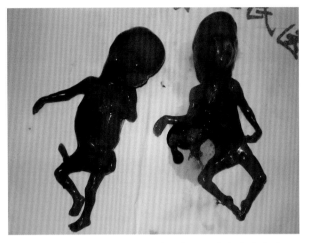

图 7-28　14w 胎龄儿，一胎正常，一胎腹壁裂畸形

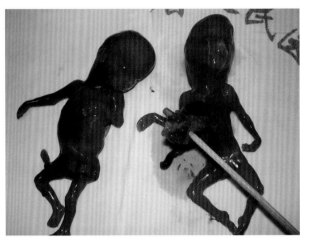

图 7-29　肠管可游离出来

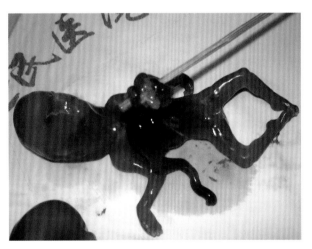

图 7-30　腹壁裂，肠管外翻

八、胎盘异常

1. 副胎盘（accessory placenta）

特征：胎盘可有副叶，并由血管与主胎盘相连，如无血管相连不能诊断副胎盘。

病例：副胎盘，可见副叶胎盘与主胎盘有血管相连（图8-1~图8-2）。

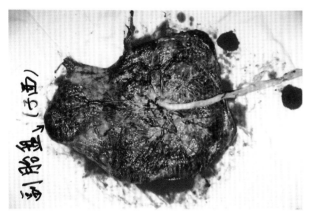
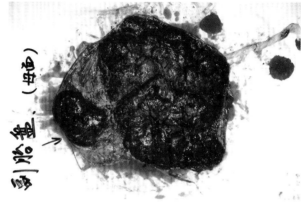

图8-1 副胎盘子面观，两胎盘中间有血管相连　　　图8-2 胎盘母面可见一大胎盘、一小胎盘各自独立完整

2. 帆状胎盘（velamentous placenta）

帆状胎盘是指脐带附着于胎膜，自脐带引出的血管经胎膜作扇形分布进入胎盘。这种胎盘罕见，只有球拍状胎盘的10%左右。帆状胎盘的血管前置如发生破裂，常导致胎儿猝死。

病例：足月娩出的帆状胎盘（图8-3~图8-4）。

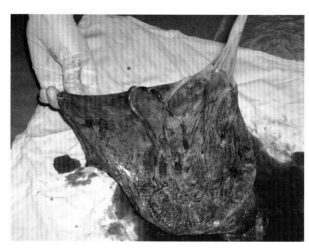
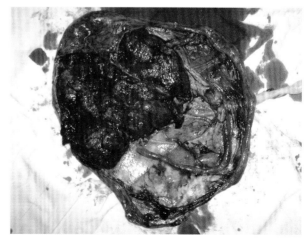

图8-3 帆状胎盘是指脐带附着于胎膜，小血管经过一段胎膜后才进入胎盘组织　　　图8-4 血管（脐带引出的）经胎膜作扇形分布进入胎盘，一旦胎膜破裂，附着在胎膜上的血管随之断裂出血

3. 球拍状胎盘 (battledore placenta)

特征：脐带附着于胎盘边缘上。

病例1：脐带连接于胎盘边缘，呈球拍状（图8-5~图8-6）。

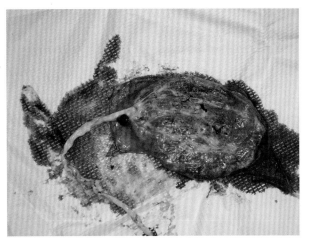

图8-5 圆形胎盘，脐带附着在胎盘边缘，酷似球拍

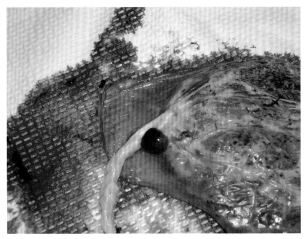

图8-6 胎盘与脐带连接处（近观）

病例2：足月娩出的伞形胎盘（图8-7~图8-8）。

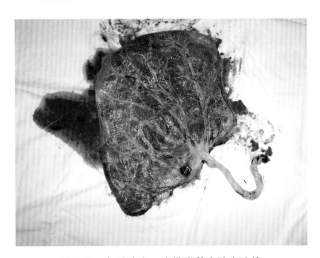

图8-7 伞形胎盘，脐带附着在胎盘边缘

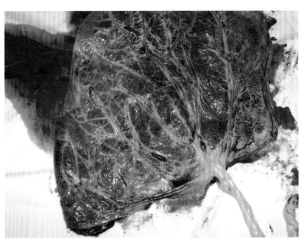

图8-8 伞形胎盘（近观）

4. 轮廓胎盘 (车轮状胎盘) （circumvallate placenta）

特征：在胎盘周边表面有一坚实突起的环，附着的膜为双重并翻转覆盖胎盘边缘的一种胎盘。

病例：胎盘呈车轮状，胎盘边缘为纤维包裹部分（图 8-9~图 8-10）。

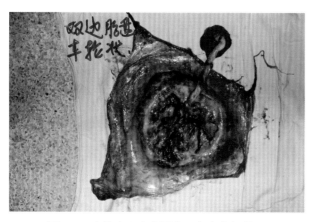

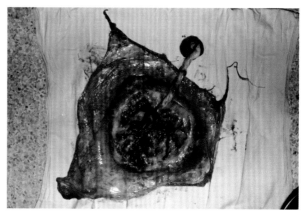

图 8-9　在胎盘周边表面有一坚实突起的环

图 8-10　附着胎盘的膜为双重并翻转覆盖胎盘边缘的一种纤维状胎膜

5. 胎盘钙化 （placenta calcification）

特征：胎盘钙化是由于孕妇晚期胎盘发生局灶性梗死所致，梗死灶越多，出现钙化点就越多，B超下表现的较强光斑点就越多。B超检测时可根据胎盘钙化斑点分布大小及多少将钙化程度分为3度，即Ⅰ度、Ⅱ度、Ⅲ度，Ⅲ度为最严重的钙化。

病例：妊娠 41w，胎盘Ⅲ度钙化（图 8-11~图 8-12）。

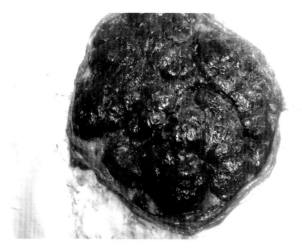

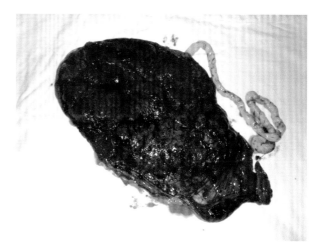

图 8-11　胎盘钙化。胎盘母面色苍白，表面见硬结钙化灶

图 8-12　正常的胎盘（参考照片）

九、产伤

产伤 (birth trauma) 是指胎儿在分娩期受到的物理伤害所致的损伤。

1. 锁骨骨折 (clavicular fractures)

特征：多与分娩中胎儿肩部娩出困难有关。单纯锁骨骨折一般愈合良好，无后遗症。

病例1：左侧锁骨骨折（图9-1）。

病例2：右侧锁骨骨折（图9-2）。

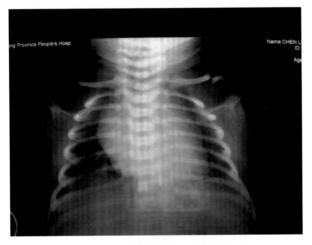

图9-1　左侧锁骨骨折，两断端分离

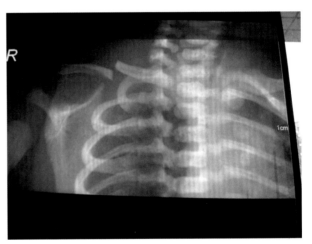

图9-2　右侧锁骨骨折，两断端上下错位

病例3：右侧锁骨骨折（图9-3）。

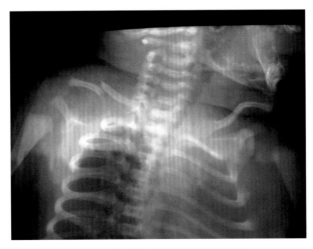

图9-3　右锁骨骨折后两断端骨重叠

2. 肱骨骨折（humeral fractures）

病例：经 X 线检查证实左侧肱骨骨折（图 9-4~图 9-5）。

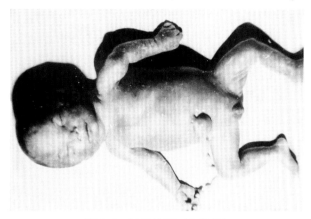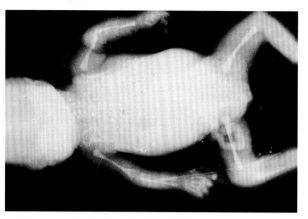

图 9-4　肱骨骨折（全身像）　　　　图 9-5　X 线检查提示左肱骨骨折（humeral fractures）

3. 面神经麻痹（facial paralysis）

病例：患儿为钳产分娩后面神经麻痹，右边神经瘫痪，右侧面肌不能收缩，右眼不能闭合。左边神经正常，左侧面肌可以正常收缩，笑及哭时表现明显（图 9-6）。

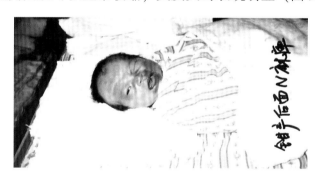

图 9-6　右面神经瘫痪，右面肌不能收缩

4. 鼻损伤（nose trauma）

病例：产钳助产造成鼻翼裂伤（wing of nose injuries），鼻尖部纵向裂伤（图 9-7~图 9-8）。

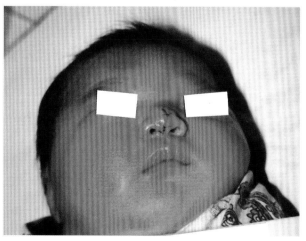

图 9-7　鼻尖部裂伤，缝合后近观

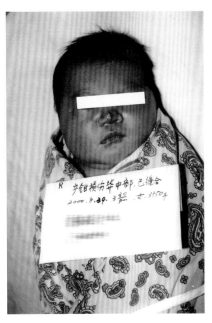

图 9-8　鼻损伤（远观）

5. 臂丛神经损伤（brachial plexus injury）

特征：通常与巨大儿、肩难产、骨盆狭窄有关。

病例 1：顺产，肩难产。出生后检查左手上举正常，张力正常，右手手臂及手掌下垂，不能上举，握拳无力，诊断右臂丛神经麻痹（图 9-9）（该患儿经及早康复治疗，半年后右手功能基本恢复）。

病例 2：右臂丛神经损伤，右手下垂无力，握拳、举手、抬手功能障碍。左手正常活动（图 9-10）。

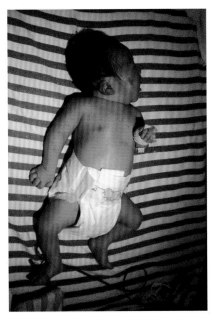

图 9-9　右臂丛神经麻痹，右手不能抬起，
不能握拳

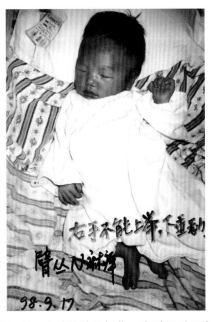

图 9-10　右臂丛神经损伤，右手下垂无力，
不能上举，不能握拳

十、地中海贫血

1. 重度 α-地中海贫血（α-thalassemia），巴氏水肿胎（Barts hydrops）

特征：又称血红蛋白巴氏水肿综合征（α-thalassemia，Barts hydrops）。为 α-海洋性贫血（α-地中海贫血）中最严重的一种，是以 4 个基因全部缺失，α 肽链合成完全受抑，HbA、A_2 及 F 均不能生成，导致胎儿严重贫血和缺氧为主要特征的先天性疾病。多数胎儿在 28~36w 胎死宫内。胎儿严重贫血，肝、脾肿大及全身水肿。另可引发产妇合并高血压综合征以及产后出血。

α-地中海贫血临床上分为 4 种，本书重点介绍重度 α-地中海贫血，即为下表分类中的第一种。

α-地中海贫血临床分类

分 类	基因缺失数目	基因表达方式	临床特征	结 局
重度 α-地中海贫血 巴氏水肿胎	4 个 α 基因缺失	--/--	高排型,心力衰竭,胎儿严重水肿,致死胎	胎儿宫内死亡或出生后数小时死亡,通俗称"大肚仔"
中间型 α-地中海贫血 血红蛋白 H 病	3 个 α 基因缺失	--/-α	可出现严重的溶血性贫血	多半需要输血或严重贫血,少量可不输血存活,携带基因
轻度 α-地中海贫血 标准型杂合子	2 个 α 基因缺失	--/αα	轻度低色素性小细胞性贫血	正常生活不受影响,携带基因
α-地中海贫血携带者 静止型 α-地中海贫血	1 个 α 基因缺失	-α/αα	无明显症状	正常生活不受影响,携带基因

病例 1：胎龄 34w，重度 α-地中海贫血（巴氏水肿胎）。

父母病史：母是 α-杂合子（上表中第 3 种），血常规 MCV 68.0fl；父为血红蛋白 H 病（上表中第 2 种），血常规 MCV 69.0fl（MCV：血常规中的平均红细胞体积值，用以筛查地中海贫血的主要依据）。

胎儿 B 超提示心脏增大，肝、脾肿大，腹水，胸腔积液。娩出后检查，胎儿重 2 230g，身长 44cm，头围 30cm，胎盘重 780g。指（趾）短缺，阴茎短小（图 10-1~图 10-5）。胎儿脐血电泳结果：重度 α-地中海贫血。此类产妇再次怀孕分娩重度 α-地中海贫血儿概率极高。

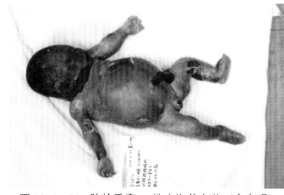

图 10-1　34w 胎龄重度 α-地中海贫血儿（全身观）

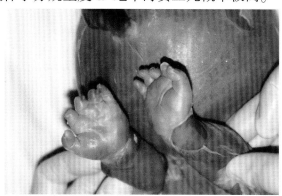

图 10-2　双手指短缩，只有 1~2 节指头

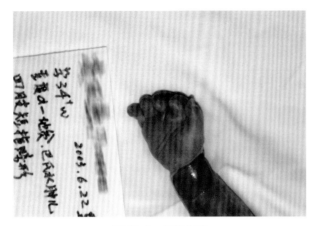

图 10-3　手指短缩

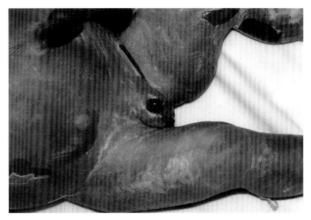

图 10-4　外阴性别不清

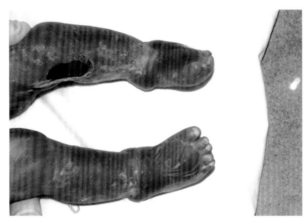

图 10-5　脚趾短缩

病例 2：胎龄 31w，脐血检查诊断为重度 α-地中海贫血。父母双方 α-地中海贫血杂合子（表中第 3 种），母亲血常规 MCV65.0fl；父亲血常规 MCV 69.0fl。胎儿男性，重 2 220g，身长 40cm，头围 35cm，胎儿全身水肿，腹大，肝、脾肿大，胎盘体积为 23cm×20cm×3cm，重 1 400g（图 10-6）。

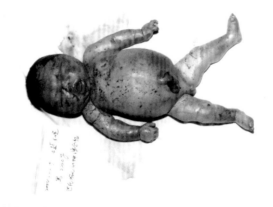

图 10-6　31w 胎龄重度 α-地中海贫血儿。胎儿重 2 200g,，胎盘重 1 400g（巨大胎盘）

病例 3：胎龄 31w，脐血检查诊断为重度 α-地中海贫血，巴氏水肿胎。胎盘巨大。父母双方均为 α-地中海贫血杂合子（表中第 3 种），母亲血常规 MCV62.9fl，血红蛋白 68g/L；父亲血常规MCV 65.0fl，血红蛋白76g/L。胎儿：男性，重1 805g，身长35cm，头围28cm，腹围34cm，全身水肿，肝、脾肿大，腹水。胎盘体积为25cm×23cm×3cm，重1 490g（图10-7）。

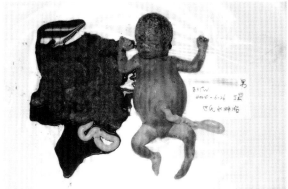

图10-7　31w胎龄重度α-地中海贫血儿。胎儿重1 805g，腹围34cm，胎盘重1 490g

2. 重度β-地中海贫血（β-thalassemia）

β-地中海贫血临床分类

分　类	基因表达	临床表现	结　局
（轻度）β-地中海贫血	杂合子	Hb A2>3.5%	存活，可以呈现不同程度的贫血
（重度）β-地中海贫血	纯合子或双重杂合子	婴儿在3个月时出现贫血，无论男婴或女婴均有肝肿大，需每3~4w输血一次。女性患者存活至青春期时，无月经，且严重地影响生育功能	依赖长期输血生存，在青春期至30岁，因心肌含铁血黄素沉积而致死亡

病例：该患儿为重度β-地中海贫血，今年13岁，输血10多年。生长发育受限，3岁发现贫血，后诊断为重度β-地中海贫血。基因分析结果：β654及βE双重杂合子，表现为身高1.2m，体重20kg，面色苍黄，智力正常，肝大达肋下2指，脾大达脐下2指，生活不能自理。验血常规：Hb 37g/L，MCV 62.3fl。其父亲为β654杂合子，其母亲为βE杂合子（图10-8~图10-13）（附上该病例的验单）。

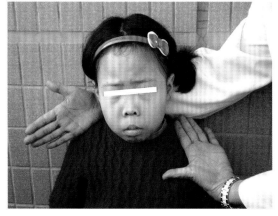

图10-8　重度β-地中海贫血。患儿面色苍白（医务人员手肤色正常）

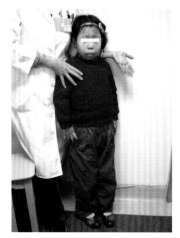

图10-9　13岁，身高1.2m，无月经来潮

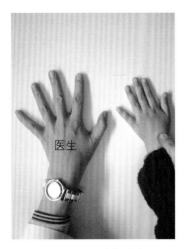

图 10-10　手背对比

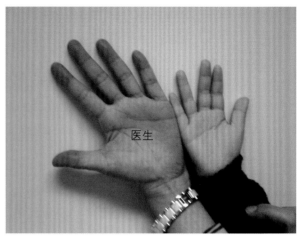

图 10-11　手掌对比

醫院 检验报告
Hospital　Clinical Laboratory Report

		病历号：2525431	样本编号：3522
性别：女		病区：东川儿科门诊	样本类型：全血
年龄：13Y		病床号：	样本状态：正常

	项 目 名 称		结果	单位	参考值	
	全血常规					
1	血红蛋白浓度	(HGB)	37	g/L	115~155	↓
2	红细胞计数	(RBC)	1.83	10^12/L	3.50~5.20	↓↓
3	红细胞压积	(HCT)	0.11		0.32~0.48	↓↓
4	平均红细胞体积	(MCV)	62.3	fl	80.0~100.0	↓
5	平均红细胞Hb含量	(MCH)	20.1	pg	27.0~35.0	↓
6	平均红细胞Hb浓度	(MCHC)	323	g/L	320~360	
7	白细胞计数	(WBC)	8.14	10^9/L	3.50~10.00	
8	血小板计数	(PLT)	174	10^9/L	100~300	
9	淋巴细胞比值	(LYMPH%)	0.560		0.200~0.400	↑↑
10	单核细胞比值	(MONO%)	0.039		0.030~0.100	
11	嗜酸性粒细胞比值	(EO%)	0.039		0.005~0.050	
12	嗜碱性粒细胞比值	(BASO%)	0.007		0.000~0.015	
13	中性粒细胞计数	(NEUT#)	2.89	10^9/L	1.75~7.50	
14	淋巴细胞计数	(LYMPH#)	4.56	10^9/L	0.80~4.00	↑
15	单核细胞计数	(MONO#)	0.31	10^9/L	0.00~1.00	
16	嗜酸性粒细胞计数	(EO#)	0.32	10^9/L	0.00~0.50	
17	嗜碱性粒细胞计数	(BASO#)	0.05	10^9/L	0.00~0.10	
18	血小板分布宽度	(PDW)	16.01	fl	9.00~17.00	
19	红细胞分布宽度CV	(RDW-CV)	0.36		0.11~0.16	
20	平均血小板体积	(MPV)	8.59	fl	9.00~13.00	

图 10-12　患儿，女，13 岁，β-地中海贫血。血常规提示：平均红细胞体积（MCV）为 62.3fl，平均红细胞 Hb 含量、平均红细胞 Hb 浓度均明显低于正常范围，这是地中海贫血筛查的典型验单

流水号：4834449　Hospital Clinical Laboratory Re

| 性别：女 | 病区：东川门诊儿科 | 样本类型： |
| 年龄：13 | 病床号： | 标本状况： |

	项目	结果	单位	参

1、α-地中海贫血基因分析：

　结果：αα/αα（未检出异常）

2、β-地中海贫血基因分析：

　结果：β654、βE 双重杂合子

送检日期：2008-1-7	录入者：
检测日期：2009-1-13	检验者：
报告日期：2009-1-14	核对者：

图 10-13　验单基因分析结果示：已排除 α-地中海贫血，诊断为重度 β-地中海贫血，βE 基因来自母亲，β654 基因来自父亲

点评：一般来说，凡发现父母双方血常规验单与以上验单类似的，要考虑后代出现纯合子的可能。此时要对胎儿进行产前诊断，无论重度 α-地中海贫血还是重度 β-地中海贫血的胎儿，父母双方必然出现如上验单结果，故在做一般产前检查时发现女方有，要追查男方。

假如只有一方（女方或男方）出现以上验单情况，而另一方血常规 MCV 值在 80~100fl，则基本排除胎儿是重度地中海贫血儿的可能。

3. 单纯胎儿水肿 (hydrops fetal)

特征：双亲筛查结果并未发现地中海贫血、ABO 血型不和、Rh 血型不和等原因的胎儿水肿征。B 超显示：肝、脾肿大，腹水，皮肤水肿。暂未查到病因，病因有可能为免疫、感染等因素引起。

病例 1：胎龄 33w，胎儿水肿综合征，体重 3 345g，身长 48cm，腹围 44cm，头围 30cm；胎盘体积为 19cm×18cm×2cm，重 550g。腹腔大量积液，囊状感（图 10-14）。

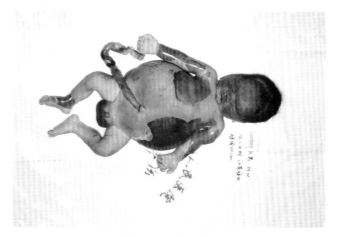

图 10-14　33w 胎龄胎儿水肿综合征。腹腔大量积液

病例 2：胎龄 30w，胎儿水肿综合征，体重 1 540g，身长 38cm，腹围 40cm，头围 30cm，双手"贯通掌"，耳际低，鼻梁低，足部畸形，胎儿全身水肿，胎盘巨大苍白，体积为 22cm×18cm×2cm，重 704g。染色体核型为 46，XX（图 10-15~图 10-18）。已排除地中海贫血、ABO 等因素造成的水肿。

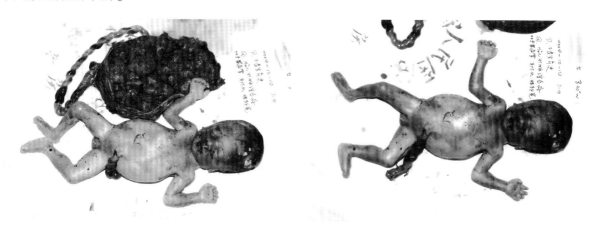

图 10-15　30w 胎龄胎儿水肿综合征。胎儿重 1 540g，胎　　图 10-16　胎儿身长 38cm，腹围 40cm，腹部张力大并膨
　　　　　盘重 704g　　　　　　　　　　　　　　　　　　　　　　　隆

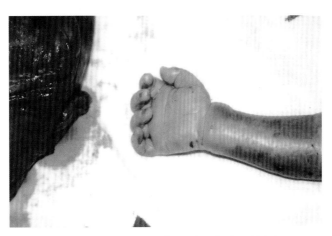

图 10-17　双手"贯通掌"，皮下水肿，张力大

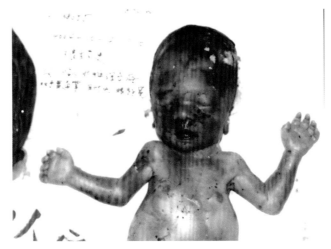

图 10-18　胎儿耳际低，鼻梁低

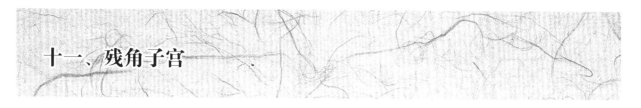

十一、残角子宫

残角子宫（rudimentary horn of uterus）

特征：单角子宫 65% 合并残角子宫，残角子宫附着在单角子宫对侧，为单侧苗勒氏管（müllerian ducts）发育不良或缺陷所致。常通过子宫输卵管造影检查发现，另通常在宫外孕手术及剖宫产手术探查腹腔时发现。

该类畸形因为形式多种多样，分类方法也很多，按残角子宫形态，是否与发育侧子宫相通分为 3 种类型：

Ⅰ 型残角子宫发育不全：与发育侧子宫腔相通。

Ⅱ 型残角子宫发育不全：与发育侧单角子宫不相通，仅有一纤维带相连或其中有一极细小管相通。

Ⅲ 型残角子宫是始基子宫，无宫腔，为一实体，占残角子宫的 34%。

残角子宫多位于发育侧子宫的中、下部，少数位于宫底。残角子宫有正常输卵管、卵巢及韧带。

如发生与子宫不相通的残角子宫妊娠，子宫破裂的风险高。这些妊娠被认为是受精卵从正常单角子宫侧进入腹腔后来到残角侧。因为继发于残角子宫妊娠破裂所导致的腹腔内出血风险高，所以残角子宫一旦确诊，需行切除。如果残角侧子宫无功能（实性或无功能内膜），无需常规切除。而实际临床上手术探查时，发现残角后表面上不能鉴别归属类型，通常做法是切除残角子宫后剖开探查，从而确定残角子宫的类型。

以下是残角子宫示意图（图 11-1）。

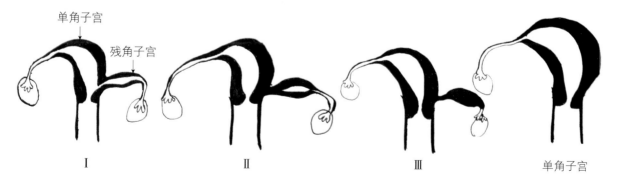

图 11-1 残角子宫的分型（附单角子宫）

病例1：右侧残角子宫，剖宫产时常规探查双附件时发现并处理（图11-2~图11-7）。

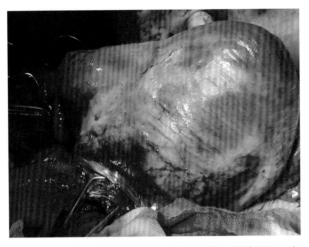

图11-2 剖宫产术后发现子宫右侧下方有一肌性组织，考虑为残角子宫，行切除（子宫下段切口面观）

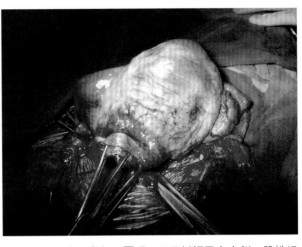

图11-3 子宫下段切口面观，可见妊娠子宫右侧一肌性组织，有正常卵巢和输卵管相连

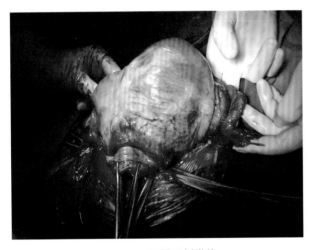

图11-4 暴露双侧附件

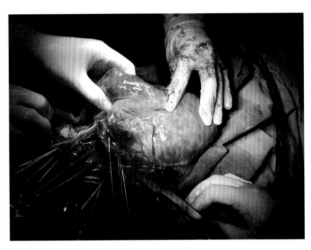

图11-5 把残角子宫提起准备切除处理

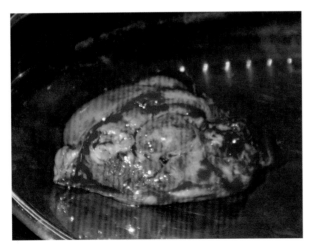

图11-6 切除的残角子宫，可见中间紫色腔隙，但是未与宫腔相通（残角子宫横断面）

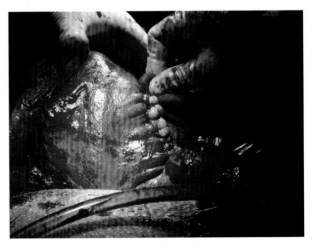

图11-7 残角子宫切除后的切口缝合（子宫后方观）

病例 2：右侧残角子宫，剖宫产时常规探查双附件时发现并处理（图 11-8～图 11-16）。

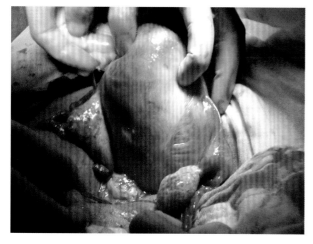

图 11-8　子宫与右侧附件之间有一荔枝大小肌性组织（子宫背面观）

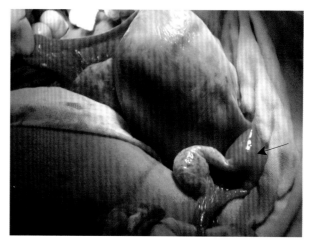

图 11-9　子宫右旁的肌性组织为残角子宫

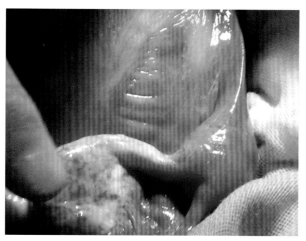

图 11-10　子宫右侧的残角子宫，与子宫间有一条索状组织相连

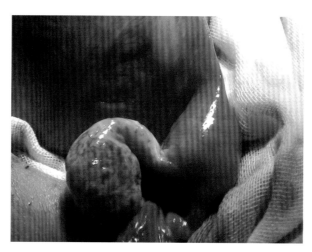

图 11-11　残角子宫侧可见正常卵巢及输卵管组织（近观）

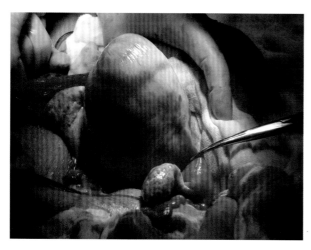

图 11-12　钳夹处是残角子宫与妊娠侧子宫相连的条索状组织

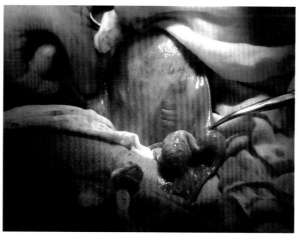

图 11-13　显示发育子宫、残角子宫及同侧附件的关系（远观）

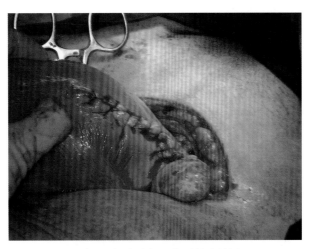

图 11–14 切除残角子宫后的残端切口

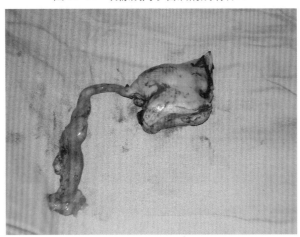

图 11–15 切下的残角子宫及输卵管

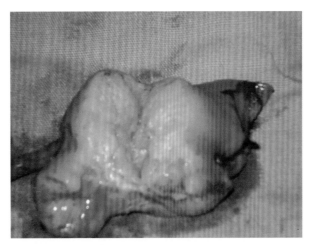

图 11–16 Ⅱ型残角子宫。剖开残角子宫，可见腔隙，无正常内膜组织，无管道与妊娠侧子宫相通

病例 3：右侧残角子宫（图 11–17~图 11–22）。

该病例 1 年前因"异位妊娠"行腹腔镜手术，发现发育子宫的右侧有异位妊娠包块，当时行剖开包块取出胚胎，缝合处理。现 1 年后足月妊娠。行剖宫产术时发现发育侧子宫足月妊娠分娩。位于发育子宫右侧有一橙子大小的肌性组织，证实 1 年前异位妊娠的就是此残角子宫，即行残角子宫切除。

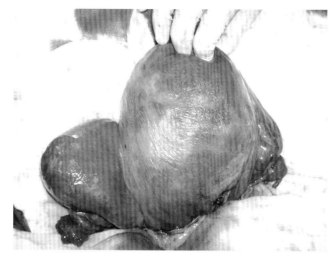

图 11-17　右侧残角子宫。该病例此次妊娠行剖宫产，术中见发育子宫的右侧是残角子宫，可见同侧正常输卵管、卵巢及韧带（子宫下段切口面方向观）

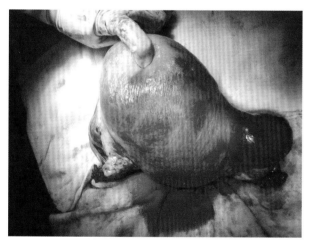

图 11-18　将妊娠子宫拉向一旁，暴露位于右侧的残角子宫（子宫背面观）

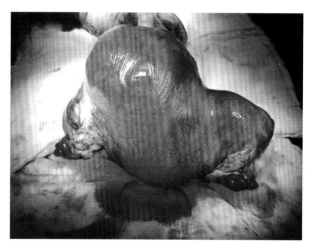

图 11-19　发育侧子宫及残角子宫均有各自正常卵巢及输卵管（子宫背面观）

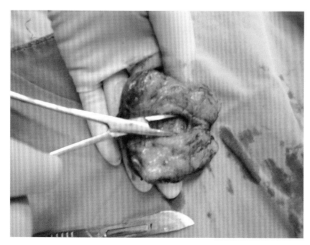

图 11-20　Ⅰ型残角子宫。剖开残角子宫，可见腔隙，无正常内膜组织，有管道与妊娠侧子宫相通

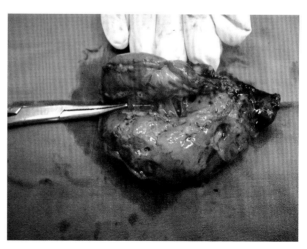

图 11-21　切除残角子宫后剖开组织，钳尖所指为腔隙，未见明显内膜样组织

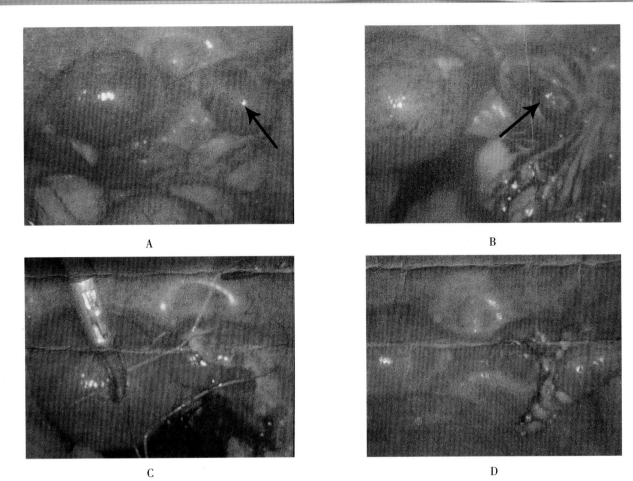

图 11-22　该图片为追索病史保留的腹腔镜下宫外孕手术图片。该患者 1 年前因"异位妊娠"行腹腔镜手术
A. 左侧大的是发育侧子宫，箭头指为宫外孕包块。两者相连呈"哑铃状"　B. 宫外孕包块切开取胚术
C. 宫外孕包块取出胚胎后缝合切口　　D. 发育侧子宫与缝合后的宫外孕包块呈"哑铃状"

病例 4：右侧残角子宫（图 11-23~图 11-26）。

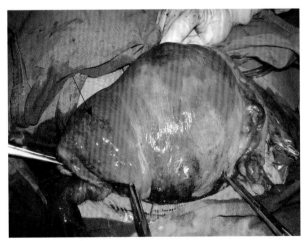

图 11-23　右侧残角子宫。足月妊娠行剖宫产，缝合子宫后
探查子宫、附件，发现妊娠子宫右侧有一组织突
出，有正常卵巢及输卵管相连，用皮钳来钳夹双
侧圆韧带（子宫切口面），显示残角子宫有自己
的圆韧带、卵巢及输卵管

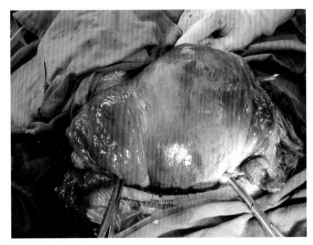

图 11-24　皮钳钳夹处为双侧圆韧带

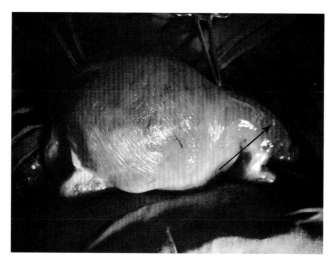

图 11-25　从宫底部观察，箭头所示处为残角子宫

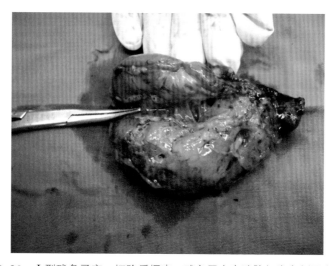

图 11-26　Ⅰ型残角子宫。切除后探查，残角子宫有腔隙与发育侧子宫相连

十二、部分性葡萄胎

部分性葡萄胎（partial hydatidiform mole）

特征：妊娠后胎盘绒毛滋养细胞增生、间质水肿，形成大小不一的水泡，水泡间借蒂相连成串形如葡萄，称为葡萄胎，也称水泡状胎块（hydatidiform mole）。按照有无胎儿和胚胎成分可分为完全性葡萄胎和部分性葡萄胎两类，多数为完全性葡萄胎，部分性葡萄胎仅部分绒毛变为水泡，常合并胚胎或胎儿，胎儿多已死亡，合并足月儿极少，且胎儿常伴发育迟缓或多发畸形。部分性葡萄胎及完全性葡萄胎两者特点如下表：

部分性葡萄胎与完全性葡萄胎的鉴别

	部分性葡萄胎	完全性葡萄胎
核型	常见 69, XXX 或 69, XXY	46, XX 或 46, XY
胎儿	存在	无
羊膜、胎儿红细胞	存在	无
绒毛水肿	多变、局灶性	弥散
滋养细胞增殖	多变、局灶性、轻度到中度	多变、轻度到重度
临床表现		
诊断	葡萄胎及正常胎儿均存在	葡萄胎妊娠
子宫大小	较妊娠日期小	50%大于妊娠日期
黄素囊肿	多见且双侧均有	25%~30%
并发症	随孕周增加而愈发严重	常见

病例：孕妇 25 岁，因妊娠 17^+w，浮肿 2w，呛咳、呼吸困难、气促，端坐呼吸加重 2 天，并有尿少，严重水肿（胸腹水）。当地 B 超提示"卵巢肿瘤，胎儿脑积水？胎盘较大，覆盖宫内口，胎盘后血池形成"。后行胸部 CT、X 光检查，怀疑"肺栓塞及子痫前期"由外院急诊转来。

转来时由担架抬入我院，孕妇清醒，无头痛，仍有呛咳、呼吸困难、气促，端坐呼吸，阴道少许流血。查体：Bp140/90mmHg，心律 90 次/min，腹部大小如孕周，胎心 140 次/min，腹部、会阴、双下肢浮肿+++。验尿蛋白+++，24h 尿蛋白 2g。我院查 CT：肺动脉亚段以下广泛梗塞。心脏 B 超提示：全心脏增大，肺动脉高压（70mmHg），重度三尖瓣反流及轻度二尖瓣反流。即由产科转 ICU 治疗，用立其丁降低肺动脉高压，在对症处理过程中，发现血红蛋白从 110g 降至 90g，血小板从 13 万降至 9 万，纤维蛋白原从 5g 降至 2g，一直有少量阴道流血，β-hCG>20 万 mU/L。

考虑凝血功能恶化，入院后第 3 天急诊在硬脊麻下行剖宫取胎术，术中见：子宫约 20w 大小，表面张力大，切开子宫下段时，宫内物含胎儿、胎盘及鲜红色血液喷射出来。娩出胎儿重 223g，身长 22cm，头围 14cm，腰骶部可见脊柱裂畸形。胎盘巨大，重 754g，胎盘组织脆、烂、碎，胎盘母面可见明显散在水泡状组织，宫内积血约 500mL。双侧卵巢增大如女性拳头大小，为多囊性改变（图12-1~图12-9）。

术后回产科病房予降压、预防感染、利尿、输注血浆及红细胞，连续3天复查β-hCG均高于20万mU/L，术后第4天降至75 500mU/L，术后第6天为22 145mU/L。病人一般情况迅速好转，3天后下地活动，5天后伤口拆线，活动自如。病理报告：胎盘组织不完全水泡状胎块，左右卵巢黄体血肿。术后第5天复查胸片结果：心、膈、肺正常。心脏B超：轻度三尖瓣反流，肺动脉压力正常。胎儿染色体检查因细胞培养失败无结果。产后7天出院。

最后临床诊断：

1. 宫内妊娠17w，剖宫取胎。

2. 妊娠合并部分性葡萄胎，胎盘水泡样胎块。

3. 中央型前置胎盘。

4. 肺动脉栓塞伴肺动脉高压。

5. 重度子痫前期。

6. 双侧卵巢黄素囊肿。

7. 胎儿脊柱裂畸形。

8. 产后出血。

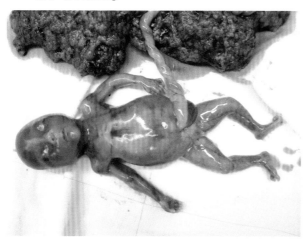

图12-1　17w胎龄并部分性葡萄胎（胎儿全身观）

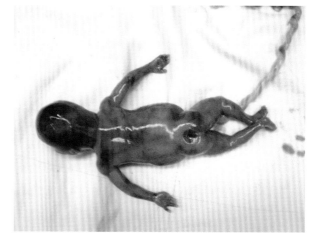

图12-2　腰骶部脊柱裂畸形（胎儿背部观）

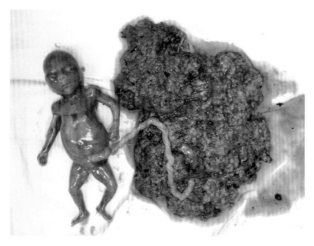

图12-3　与胎儿相比较，胎盘巨大，重754g；胎儿重223g，身长22cm，头围14cm

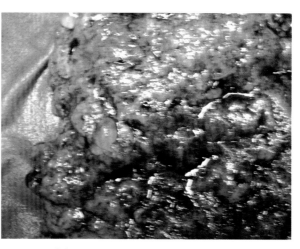

图12-4　胎盘母面，见散在性大小不一发亮的水泡样组织

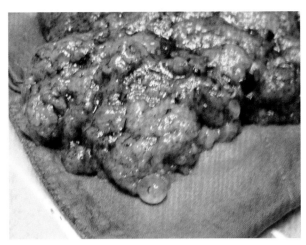

图 12-5　胎盘下缘见较明显葡萄样水泡组织

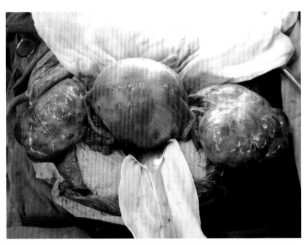

图 12-6　产后子宫及两侧增大的卵巢呈黄素化囊肿（子宫底部观）

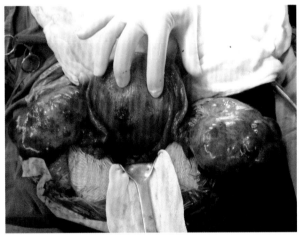

图 12-7　子宫前壁下方可见娩出胎儿的下段切口已经缝合，并见双侧输卵管、圆韧带（子宫前部观）

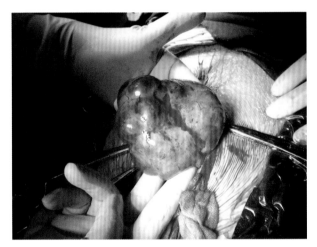

图 12-8　卵巢黄素化囊肿（近观），表面水肿，张力大

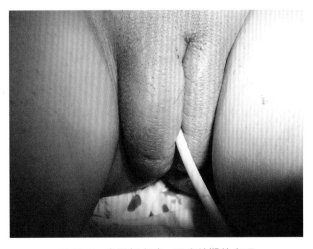

图 12-9　会阴部水肿，子痫前期的表现

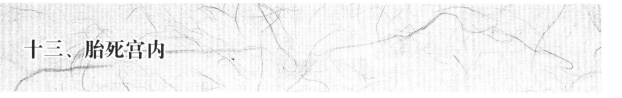

十三、胎死宫内

1. 胎盘早剥（placenta abrupture）

在胎儿娩出前胎盘即开始部分或全部剥离，可导致胎儿窘迫甚至胎死宫内，新生儿可能出现重度窒息甚至死亡。母体可能出现严重凝血功能障碍。

病例：妊娠 36⁺w，胎儿宫内死亡，完全性胎盘早剥离，子宫胎盘卒中。本胎父母外籍人，因突发无痛性阴道大量出血来诊，B 超诊断中央性前置胎盘，胎死宫内，立即剖宫产结束分娩。术中胎盘已完全游离到宫腔中，血块 500g，血性羊水，子宫胎盘卒中。诊断"完全性胎盘早剥，产后出血"（图 13-1~图 13-3）。此例保留了子宫，产妇痊愈出院。

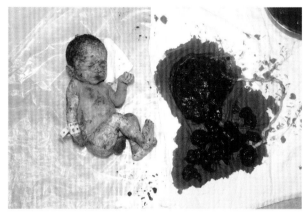

图 13-1　胎儿死亡。胎盘早剥，位于胎盘的下方可见大量血块

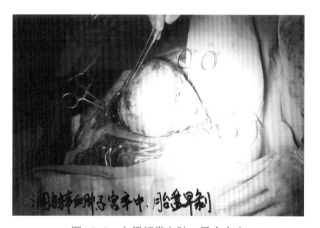

图 13-2　左阔韧带血肿，子宫卒中

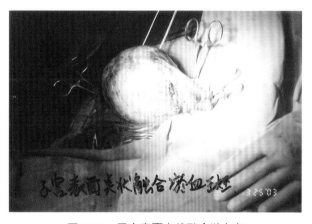

图 13-3　子宫表面点状融合淤血斑

2. 脐带脐轮狭窄（stricture of cord）

病例：胎龄 35⁺w，胎儿宫内死亡，多发畸形，包括：肛门闭锁、左侧拇指多指、单脐动脉、肛门闭锁、腰骶部脊柱裂畸形、脐带脐轮变细狭窄（图 13-4~图 13-8）。

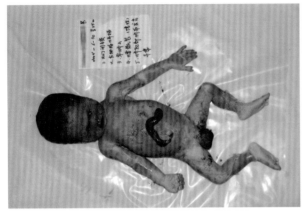

图 13-4　35w 胎龄胎儿死亡，脐带脐轮狭窄（全身观）

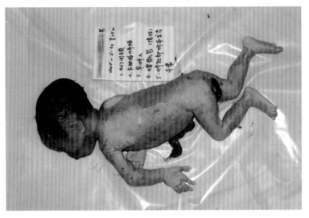

图 13-5　35w 胎龄胎儿死亡，脐带脐轮狭窄（背侧全身观）

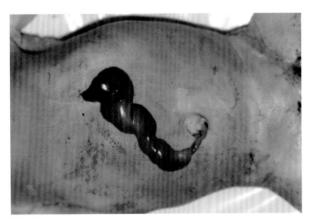

图 13-6　脐轮处突然狭窄（近观）

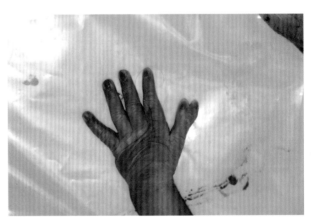

图 13-7　左手拇指多指

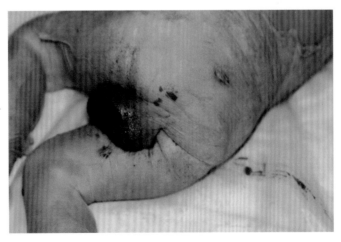

图 13-8　肛门闭锁，脊柱裂

3. 鼻梁横断（nose abnormal）

病例：胎龄 37+w，胎死宫内，面部特殊面容，鼻梁横断，舌大且伸出口腔（图 13-9~图 13-12）。

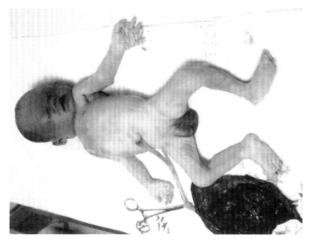

图 13-9　37w 胎龄胎儿死亡，鼻梁横断（全身观）

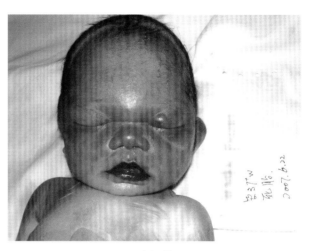

图 13-10　鼻梁横断（近观）

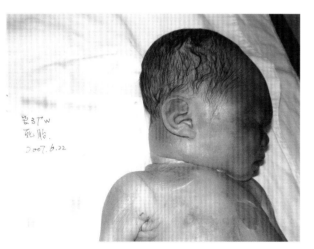

图 13-11　鼻梁横断（侧位观）

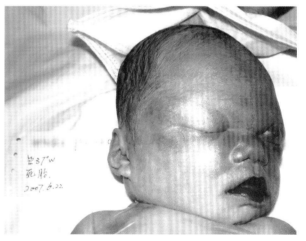

图 13-12　鼻梁横断（正侧面观）

4. 脐带锁颈 (cord round neck)

脐带绕颈打结形如套锁, 与胎儿宫内死亡有极大关系。

病例: 胎龄 35w, 胎儿宫内死亡, 产后发现脐带绕颈并打结锁颈 (图 13-13~图 13-16)。

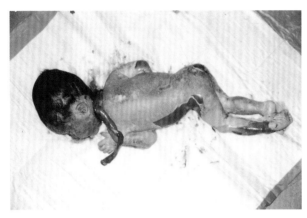

图 13-13　35w 胎龄胎儿死亡, 脐带绕颈套锁 (全身观)

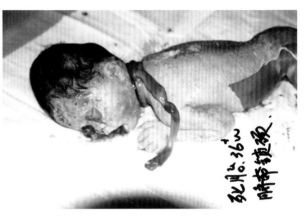

图 13-14　绕颈的脐带 (半身观)

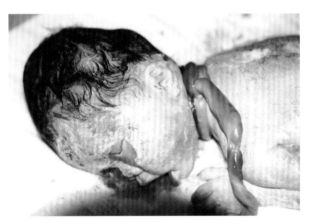

图 13-15　脐带套锁 (近观)

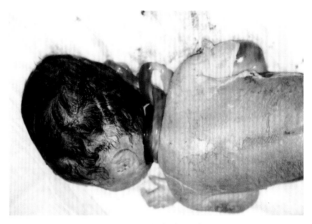

图 13-16　脐带套锁 (背侧观)

5. 脐带绕颈（cord round neck）

病例：胎龄 34w，胎儿宫内死亡，娩出后发现脐带绕颈，颈部可见勒痕（图 13-17~图 13-18）。

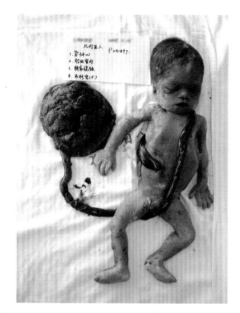

图 13-17　34 w 胎儿死亡，脐带绕颈、绕会阴部（正位观）

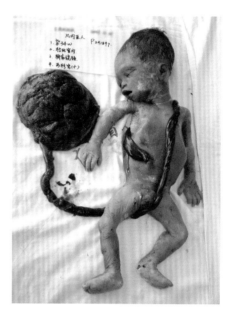

图 13-18　34w 胎儿死亡，脐带绕颈，颈部可见勒痕（侧位观）

6. 原因不明的胎死宫内（unknown）

病例：胎龄 31w，胎儿宫内死亡。胎膜、胎盘黄染，羊水Ⅲ度，脐带淤血（图 13-19~图 13-21）。

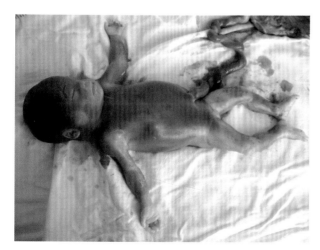

图 13-19　31 w 胎儿死亡。不明原因

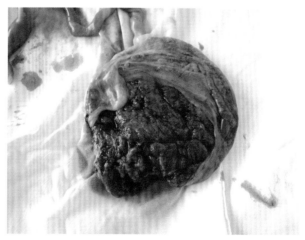

图 13-20　黄染的胎膜、胎盘

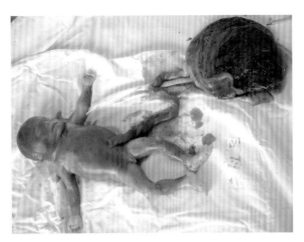

图 13-21 脐带淤血

7. 宫内感染 （intra-uterus infection）

病例：胎龄 34⁺w，父母外籍人，胎儿宫内死亡，胎儿弓形虫 IgM 阳性 （图 13-22~图 13-23）。

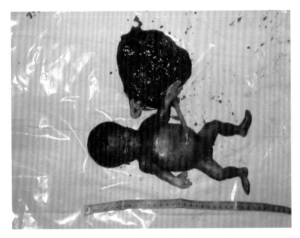

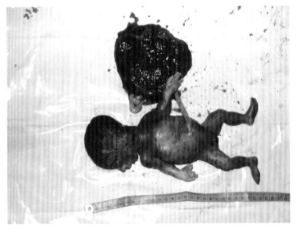

图 13-22　34w 胎儿死亡，排除宫内感染，胎儿弓形虫 IgM 阳性 （正位观）

图 13-23　34 w 胎儿死亡，排除宫内感染，胎儿弓形虫 IgM 阳性 （侧位观）。小下颌

8. 脐血管梗塞 （cord infarction）

病例：胎龄 37w，胎儿宫内死亡，出生后胎儿外观未见异常，近脐轮处脐带淤血，另阴囊血肿。病理检查提示脐血管梗塞 （图 13-24~图 13-25）。

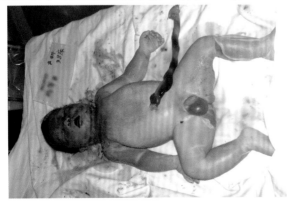

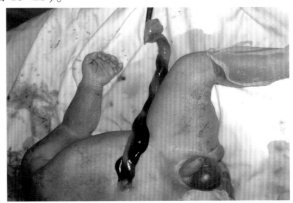

图 13-24　37 w 胎儿死亡，脐血管梗塞

图 13-25　脐血管梗塞 （近观）

十四、其他畸形

1. 三关节畸形（three joints abnormalities）

病例：胎龄 17w，B 超发现胎儿四肢均为三关节畸形。娩出后显示上肢、下肢关节均为三节，肢体短小，手指、脚趾无异常。此例可惜未行 X 光检查（图 14-1~图 14-4）。

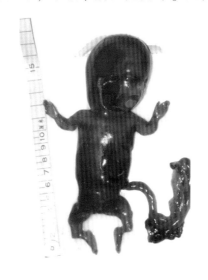

图 14-1 17w 四肢均三关节

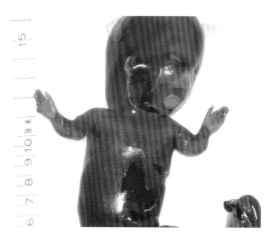

图 14-2 双上肢三关节（上举观）

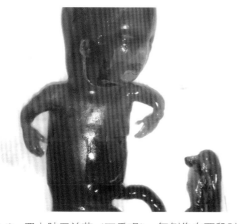

图 14-3 双上肢三关节（下垂观）。每侧像有两段肘关节

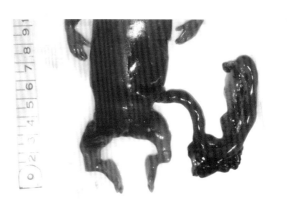

图 14-4 双下肢三关节。每侧像有两段膝关节

2. 遗传性大泡征（inheritance bulla）

特征：遗传性、大泡性、营养不良性、剥脱性、表皮松懈症，新生儿皮肤表皮的大面积剥脱，以四肢末端为主。发生率 1/30 万。

病例：四肢末端表皮的大面积剥脱（图 14-5~图 14-12）。

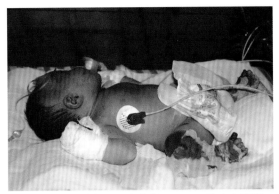

图 14-5　上肢包扎后全身像。可见下肢表皮剥脱

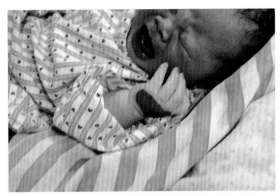

图 14-6　左手背部表皮剥脱

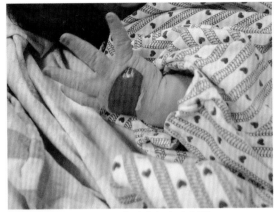

图 14-7　右手背部表皮剥脱

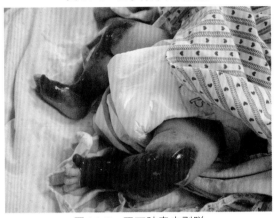

图 14-8　双下肢表皮剥脱

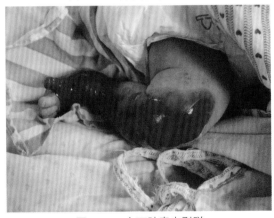

图 14-9　左下肢表皮剥脱

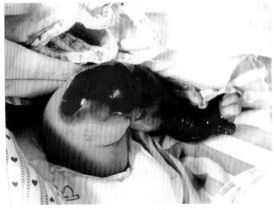

图 14-10　右下肢表皮剥脱

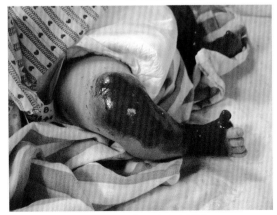

图 14-11　右下肢表皮剥脱

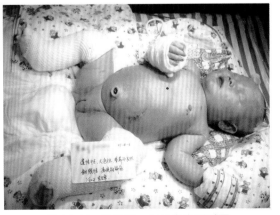

图 14-12　治疗中，包扎表皮剥脱面

3. 自发性子宫穿孔（spontaneous uterine perforation）

病例：此病例为择期剖宫产。分娩前 2 年曾于腹腔镜下行子宫肌瘤剔除术。术中发现子宫底部自发性穿孔（图 14-13~图 14-15）。术中将陈旧破裂口周围组织削除后缝合裂口。

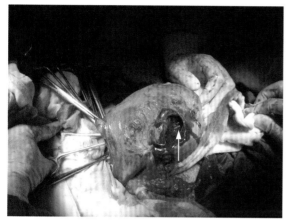

图 14-13 胎儿娩出后检查发现子宫左侧前部有一洞孔，与宫腔相通，穿孔处组织未见活动性出血，箭头所指为镊子自宫腔穿出

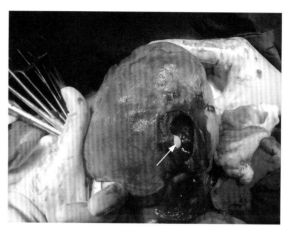

图 14-14 箭头所指为手指自子宫下段切口进入，由子宫前部洞孔穿出

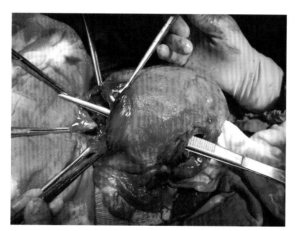

图 14-15 镊子由子宫破裂口进入，从子宫切口处穿出。术中把破裂口周围陈旧组织切除之后缝合，术后 B 超检查及临床过程良好

4. 胎儿单脐动脉（single cord artery）

特征：单脐动脉中约有 50% 合并先天性心脏病，脐带血管只有一条动脉和一条静脉（正常脐血管应有两条动脉、一条静脉）。

病例：19w 胎儿合并单脐动脉（图 14-16~图 14-18）。

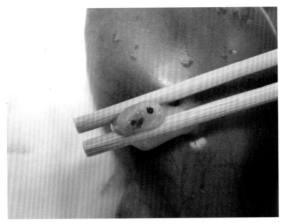

图 14-16 此图为 19w 的脐带断端。为单脐动脉，两条血管，一条为动脉，一条为静脉

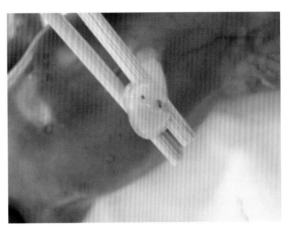

图 14-17 脐带断端示只有两条血管

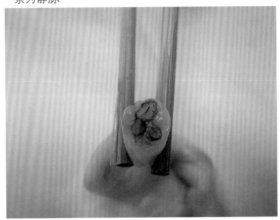

图 14-18 对比图。此为正常胎儿应有的脐血管：三条血管，两条为动脉（细的，位于下方），一条为静脉（粗的，位于上方）

5. 胎儿先天梅毒（congenital syphilis）

特征：胎儿出生时眼部及鼻部分泌物多，皮肤斑疹（maculopapular eruption），鞍状鼻（saddle nose），短头畸形（brachycephaly）。

病例：扶贫地区病例。29w 早产，分娩前未知夫妻双方携带梅毒，分娩时发生胎儿宫内窘迫，分娩后立即行 USR（血清不加热反应素玻片试验）检测，胎儿 USR++++，母亲 USR+++，父亲 USR+，父亲之所以 USR+ 是因为曾经近期做过定期治疗。胎儿在分娩后 6h 死亡（图 14-19）。

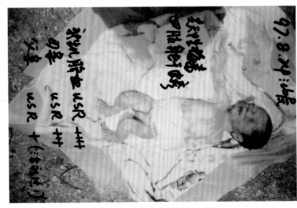

图 14-19 胎儿先天梅毒

6. 产妇吸毒针孔（drug abuse）

病例：该孕妇静脉使用海洛因 2 年余，四肢浮肿、多处针眼，针眼处深度溃烂（图 14-20～图 14-21）。

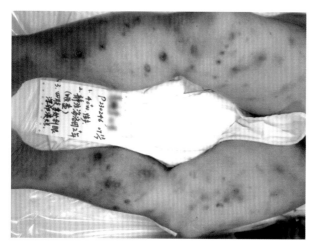
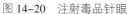

图 14-20　注射毒品针眼

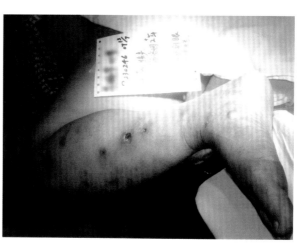

图 14-21　注射毒品针眼（近观）

7. 新生儿出生体重异常（infant weight abnormal）

巨大儿

特征：足月妊娠胎儿体重超过 4 000g，称为巨大儿（macrosomia），常与母体营养过度摄入、母亲有糖尿病或糖耐量异常，或遗传因素有关，少数与先天性染色体异常有关。巨大儿可致母体和新生儿损伤风险增加，且未来代谢性疾病的发病率增加。

病例：与体重正常胎儿比较，中间胎儿为巨大儿，重 5 100g（图 14-22）。

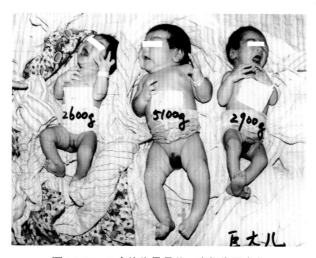

图 14-22　3 个均为足月儿，中间为巨大儿

低体重儿

特征：足月出生时体重小于 2 500g。

病例：图右一为胎龄 31w，出生体重 800g，为宫内生长受限（通常 31w 胎儿体重约 1 500g），故此胎为低体重儿（图 14-23）。

113

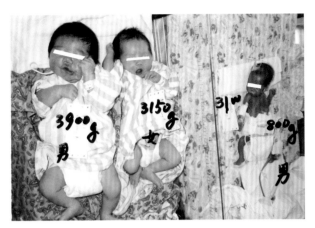

图 14-23　31w 低体重儿出生体重与足月正常体重儿出生体重比较

8. 先天性血管瘤 (hemangioma)

特征：指一类由血管内皮细胞异常增生形成的先天性错构瘤。

病例 1：胎龄 37w，左眼上睑部海绵状血管瘤，质软（图 14-24）。

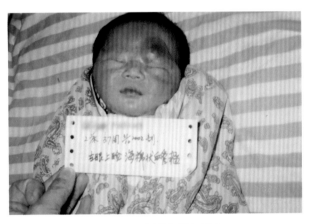

图 14-24　左眼睑部血管瘤

病例 2：腋窝下血管瘤（hemangioma）（图 14-25）。

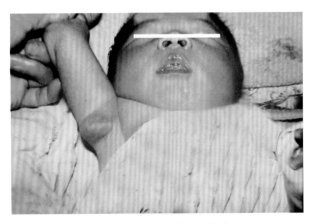

图 14-25　右侧腋窝下血管瘤

9. 皮肤色素沉着 (痣) （skin pigmentation）

病例 1：足部黑色素沉着（图 14-26~图 14-27）。

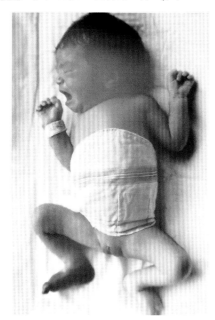

图 14-26 右足部黑色素沉着（全身观）

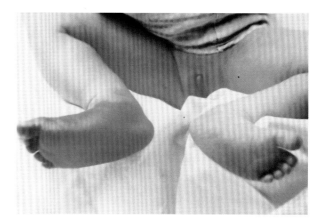

图 14-27 右足底黑色素沉着（近观）

病例 2：腰腹部黑色素沉着（图 14-28~图 14-29）。

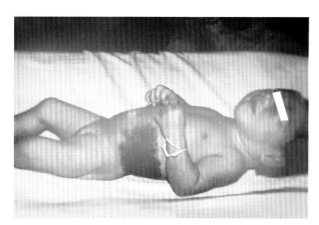

图 14-28 腰部黑色素沉着（全身观）

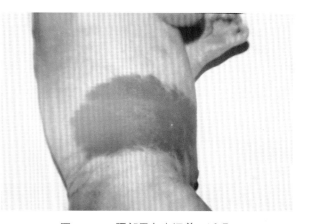

图 14-29 腰部黑色素沉着（近观）

10. 白化病（albinism）

特征：白化病为常染色体隐性遗传，主要临床特点为色素缺乏，皮肤白，毛发色泽浅，瞳孔色泽浅，对光线不能耐受。

病例：白化病（图 14-30~图 14-31）。

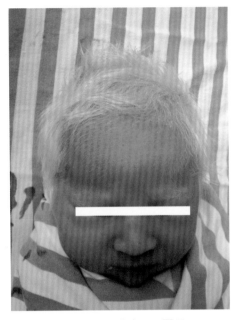 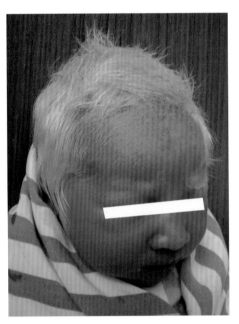

图 14-30　白化病（正面观）　　　　　图 14-31　白化病（侧面观）

11. "马牙"（teeth）

特征：出生即发现新生儿牙床上有类牙组织。

病例：足月，出生后发现下牙槽有两颗牙齿，牙齿异常松动，出生后 3 天自行脱落（图 14-32）。

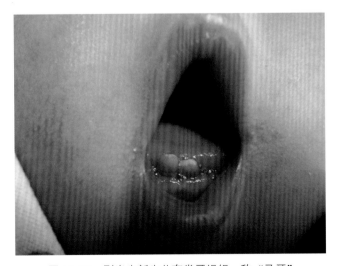

图 14-32　刚出生新生儿有类牙组织，称"马牙"

12. 产妇急性胰腺炎血样标本（高脂血症）（hyperlipidemia）

病例：该病例标本的主人为妊娠 28w，突发剧烈上腹痛伴血淀粉酶及尿淀粉酶升高，CT 诊断为急性出血性坏死性胰腺炎。其血样标本较特殊，抽血放置约 10min 后发现上清液呈凝脂状，此为妊娠合并急性胰腺炎高脂血症类特有的表现（图 14-33）。

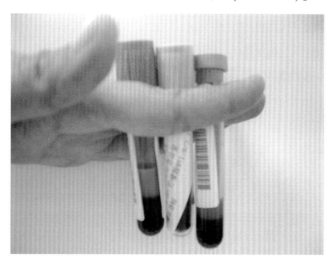

图 14-33　上层为凝脂状血浆成分，下层为血细胞成分

13. 并腿畸形（sirenomelia complex）

特征：并腿畸形是一种胚胎发育期下肢两腿未分离的一种畸形。

病例：25w 胎龄，本病例于 20w 左右在当地进行血清学筛查发现神经管畸形高风险，随后在外院及我院多次 B 超检查显示脊柱骶部可见分离膨出，膨出面大约为 7mm×8mm，双下肢紧贴，动态观察未见明显分离，怀疑"脊柱裂，双下肢紧贴融合？"娩出后胎儿身长 31cm，头围 22cm，体重 275g。腰骶脊柱裂，双下肢紧密相融合为一体，无间隙，膝关节、踝关节歪向右边。外生殖器官不明显。可见六个脚趾和其后方的两个脚趾。另见脐血管为单脐动脉（图 14-34～图 14-51）。

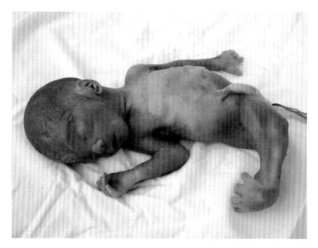

图 14-34　25w 并腿畸形全身观

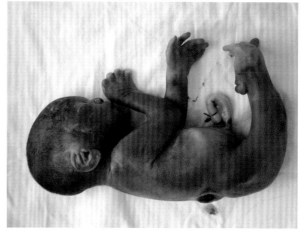

图 14-35　并腿畸形全身侧面观，并腿的下肢自然前屈

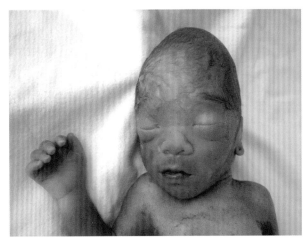

图 14-36 眼睛鼓起（正面观）

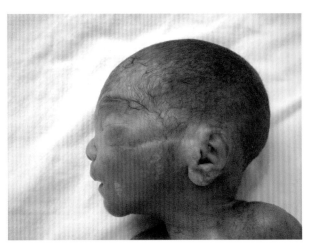

图 14-37 鼻头较低扁，耳廓正常（头部侧面观）

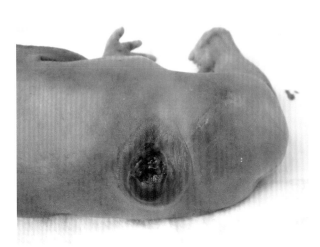

图 14-38 脊柱裂

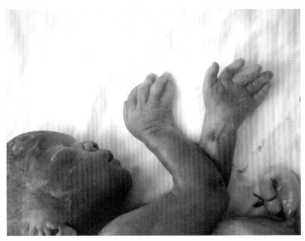

图 14-39 双手未见明显畸形，可见左手掌纹，眼睛外鼓

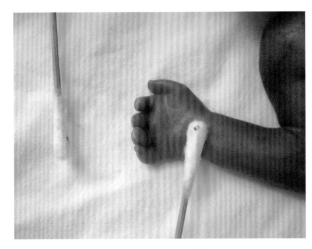

图 14-40 右手掌纹

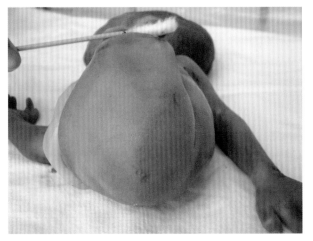

图 14-41 屈腿后暴露骶尾部（相当于骶尾部位），隐约可见有一闭合的肛门口

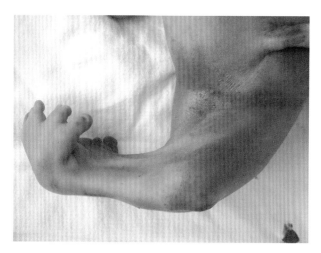

图 14-42　两大腿之间有"蹼"样软组织相连，两下肢融合在一起（双下肢前面观）

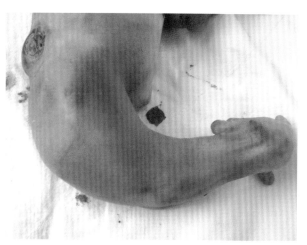

图 14-43　脊柱裂（背部观），双下肢并腿融合

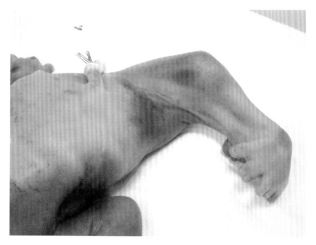

图 14-44　双下肢紧密相融，无间隙，双下肢中间的"蹼"如皮肤样坚硬。膝关节、踝关节稍向右外屈（正面观）。未能见生殖器官

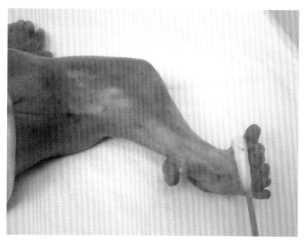

图 14-45　在六趾并排的下方可见两个趾样的赘生物，共有八个脚趾

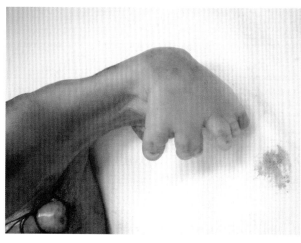

图 14-46　六脚趾外观。其中两个并趾，可见指甲

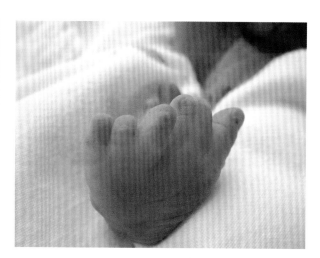

图 14-47　六脚趾近观

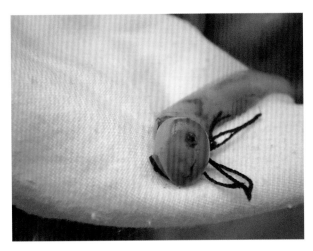

图 14-48 脐带横断面。可见单脐动脉，即一条动脉一条静脉

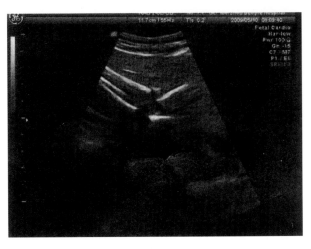

图 14-49 彩色超声检查：可见双下肢紧贴，动态观察未见明显分离。图的右侧两条为股骨，左侧为胫腓骨，左侧两条胫骨显示清晰

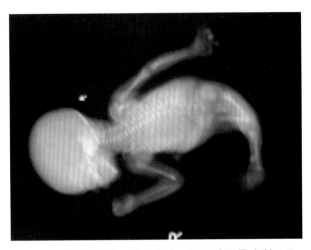

图 14-50 并腿畸形 X 光全身片，双下肢股骨清晰可见，髋骨不明显

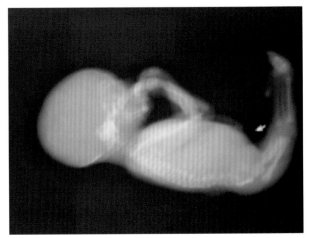

图 14-51 X 光下见并腿畸形（侧位片）

十五、其他参考图片

1. 11w 胎儿像（11 weeks fetal）

病例：11w 胎儿的真面目：原始的五官，已具有正常的身躯和分化清晰的四肢（图 15-1~图 15-6）。

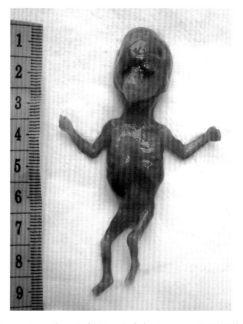

图 15-1 11w 胎儿全身照，全身长 8.5cm，头臀长约 5cm

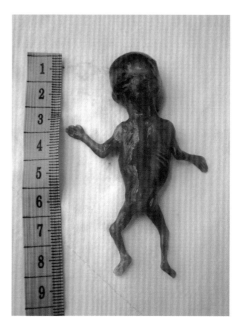

图 15-2 11w 胎儿背部照

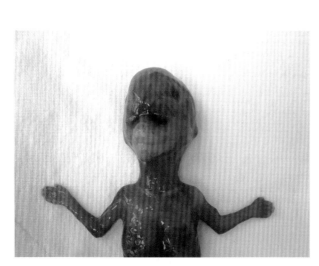

图 15-3 11w 胎儿正面照

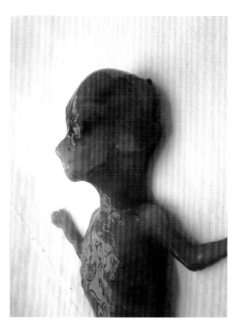

图 15-4 11w 胎儿侧面照

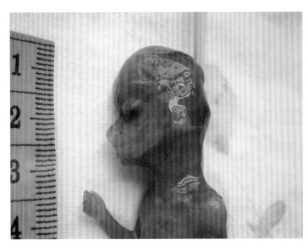

图 15-5　头长约 2.4cm

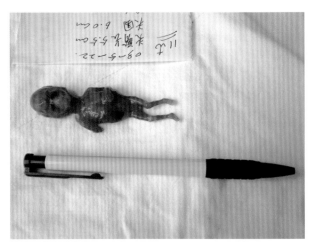

图 15-6　与我们常用的圆珠笔相比，胎儿显得如此渺小

2. 新生儿们（neonate）

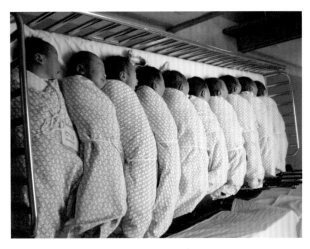

图 15-7　去洗澡咯……

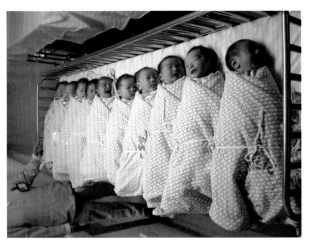

图 15-8　干干净净回来啦……

3. 新生儿足内翻（cross foot）

特征：常常由于羊水过少、子宫畸形致宫腔内容相对较狭小，使得胎儿在宫腔内局部压迫造成的出生后特殊表现。通常生后一段时间后可以恢复正常形态。在此特别提出，要与先天性马蹄足区别，先天性马蹄足是不可以自行恢复的。

病例：母亲为单角子宫妊娠，出生后新生儿表现为双足内翻（图 15-9~图 15-11）。

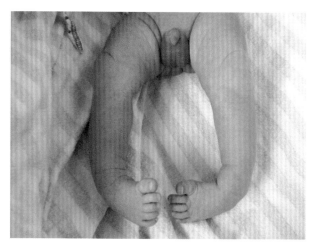

图 15-9　双足内翻伸腿状

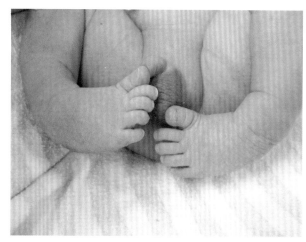

图 15-10　双足内翻内屈状

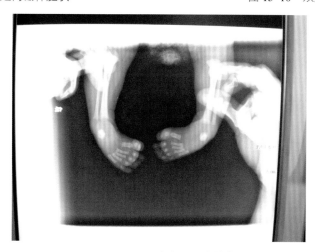

图 15-11　双足内翻（X 光检查）

4. 三胞胎妊娠分娩后照片（triplets）

在多胎妊娠中，多见双胎，而三胎较为少见，三胎怀孕到足月更为少见（图 15-12~图 15-13。

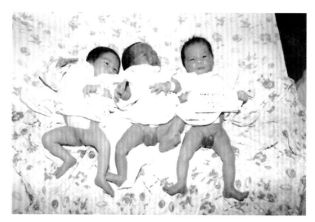

图 15-12　三胞胎 37w 分娩合照

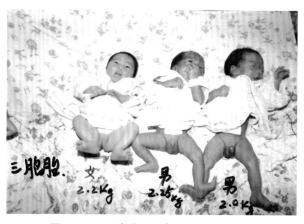

图 15-13　三胞胎：一个女孩，两个男孩

5. 三对双胞胎照片（twins）

同时期内在我院产科分娩出三对足月双胎，且三对胎儿性别组成不相同（图15-14）。非常难得，有意思的一刻！

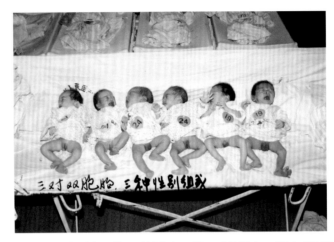

图15-14　从左到右，第一对是女女，第二对是男女，第三对是男男

6. 妊娠纹（striae of pregnancy）

特征：妊娠时腹部皮肤逐渐被拉开，基底层细胞受损，毛细血管拉伤，弹力纤维断裂，色素抽丝形成的不规则体纹，分个人情况程度不同。

病例：该病例患红斑狼疮10余年，长期服用糖皮质激素控制病情，此为剖宫产后腹部皮肤妊娠纹，表现较为典型（图15-15）。

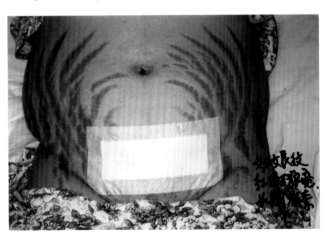

图15-15　下腹部妊娠纹

7. 新生儿听力筛查（newborn hearing screening）

特征：新生儿出生后常规进行听力筛查，可以及早发现新生儿听力障碍，尽早干预。

病例：新生儿听力筛查中（图15-16~图15-17）。

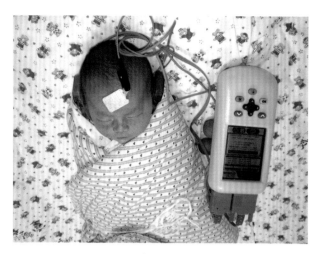

图 15-16 听力筛查（在新生儿安静时进行）

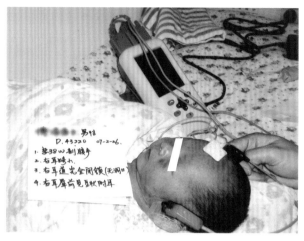

图 15-17 正在检测听力功能

8. 助产工具（forceps and vacuum delivery）

常用的阴道助产方式有产钳助产及吸引产，工具如图（图 15-18~图 15-20）。

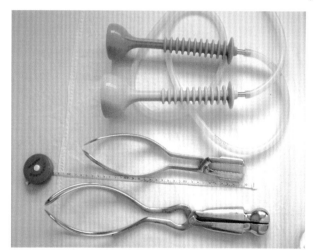

图 15-18 产钳及吸头

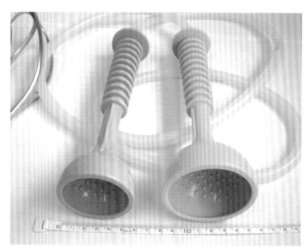

图 15-19 吸引头

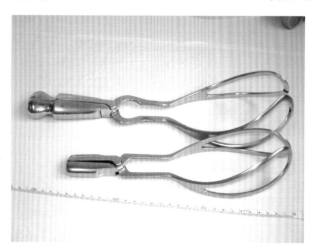

图 15-20 产钳